经方实践得失录

——跟师黄煌学用经方 130 案

何运强 著

中国中医药出版社

·北京·

图书在版编目（CIP）数据

经方实践得失录：跟师黄煌学用经方 130 案 / 何运强著 . —北京：中国中医药出版社，2015.3（2024.8 重印）

ISBN 978-7-5132-2128-3

Ⅰ . ①经… Ⅱ . ①何… Ⅲ . ①经方—汇编 Ⅳ . ① R289.2

中国版本图书馆 CIP 数据核字（2014）第 290276 号

中 国 中 医 药 出 版 社 出 版

北京经济技术开发区科创十三街 31 号院二区 8 号楼

邮政编码　100176

传真　010 64405721

三河市同力彩印有限公司印刷

各地新华书店经销

*

开本 880×1230　1/32　印张 10　字数 181 千字

2015 年 3 月第 1 版　2024 年 9 月第 8 次印刷

书号　ISBN 978-7-5132-2128-3

*

定价　39.00 元

网址　www.cptcm.com

如有印装质量问题请与本社出版部调换（010 64405510）

服务热线　010 64405510

购书热线　010 89535836

微信服务号　zgzyycbs

微商城网址　**https://kdt.im/LIdUGr**

官方微博　http://e.weibo.com/cptcm

天猫旗舰店网址　http://zgzyycbs.tmall.com

黄　序

　　我是在从马来西亚讲学回国的飞机上读完此书电子稿的。我为有这样一位弟子而高兴！

　　何运强医师是河北的一位基层中医，出生于中医世家。他聪明好学，热情开朗，不仅医学功底好，而且爱好诗文。他是2005年来南京拜师的，其实在此之前，他已经对我的医学思想有比较深入的研究。见面以后，他又多次来宁跟诊和通讯联系，一起切磋经方。好几年前，他就在黄煌经方沙龙网上及《中国中医药报》上陆续发表了不少他应用经方的医案。那些病案虽然都是常见病、多发病，但方证识别正确，临床思路灵活，特别是他的按语简洁明快，分析有理有据，对于初学经方者是很有帮助的。于是，我建议他按此方法继续搜集整理临床案例，争取结集出版。经过几年的努力，书稿终于编辑成功了。这本书中的130案，是作者临床实践经方的记录，也是对我的学术思想和经验的重复检验和提升。作者不仅熟悉我的临床思路和方法，能娴熟地应用方—病—人的方证学说处理复杂病情，所用处方规范有序，而且他也有自己独到的经验，如他应用柴胡桂枝干姜汤的经验，应用附子剂的经验，大剂量使用温胆汤的经验，都是值得我借鉴的。这是何运强医师向我交出的一份可以得高分的作业！因为，作为老师，心中最大的满足感就是后学能踏着我的肩膀向上攀登！

经方，是中华民族几千年使用天然药物治疗疾病的经验结晶。古往今来，凡是成为大医者，无不从经方入手，无不在经方的应用上下工夫。但是，让人遗憾的是，经方在当今的中医高等教育上没有得到应有的重视。作为一位经方推广者，不得不将工作的着力点放在基层和海外。这些年来，经方在我国基层中医中得到广泛的重视，许多基层医生通过经方的学习和应用，提高了临床疗效，树立了中医的自信和尊严，在我的视野里，已经看到一大批优秀的基层中医在涌现！本书的作者何运强医师就是其中的一位。

"东风已染神州绿，喜看经方别样红。"当今我国的医疗卫生保健事业，也离不开中医的参与。为了中医的未来，为了经方惠民的理想，我希望还有更多的基层中医能写书，能立说，能为经方的推广事业贡献自己的聪明才智！

南京中医药大学教授　博士生导师　黄　煌

2014 年 3 月 6 日于 MH388 航班

自 序

　　我出生于刘完素的故乡河间，祖上四代中医，受家庭耳濡目染、潜移默化的影响，自幼便对中医有了那份刻骨铭心的感情。屈指算来，从事中医临床已有 20 年了，曾有过博览群书的刻苦，曾有过漫长的求师之路，几多成功，几多失败，多少迷茫，多少辛酸。自己虽然愚钝，但对中医的热爱还算坚定和执着。医海中多年，一直痛苦地沉浮和坚强地挣扎着！

　　大约是在 20 世纪 90 年代初期，在外求学的我一次偶然的机会购得一本《中医十大类方》，当时便被书中简约的方证归纳、透彻的方证阐述、新颖的体质分类、精彩有趣的漫画所深深地吸引。此书一改传统中医的阴阳五行，一改约定俗成的脏腑辨证，令我耳目一新，为之一振。此书给正在学习中医的我以极大的帮助。也就是从那时起我知道了南京有位黄煌老师，对黄煌老师产生了崇拜和敬仰之心，但一直无缘得见。

　　走入临床以后，面对形形色色的患者，面对千变万化的疑难病例，常常感到自己所学的浅薄，常常感到无处请教的茫然。深夜独处，手捧一卷《伤寒论》，面对一盏孤灯，想想未知的前途，那种孤独和惆怅，无奈和困惑，便时常涌上心头，搅扰得让人夜不成寐。2005年，一个偶然的机会，我在网上看到了黄煌老师创办的经方沙龙，当时倍感欣喜和激动，便贸然给黄师写了封信，没想到黄师说："你来南京吧，你来加入经方团队吧！"之后，我带着梦想和希望去了南京，蒙老师不弃收我为徒。拜师的一刹那间，我的眼里堆满了泪水。记得当时曾写一首七律：

别黄煌恩师离金陵过长江

忍抛别泪落襟寒，骊唱声中感万千。

几曲烟波萦旧梦，一城风月步新天。

回眸医海撑舟苦，盈脑方书解意难。

自此飞随千里雁，冲云破雾任翩翩。

从此我数次去南京跟黄师抄方学习。黄师把自己研究多年的未曾公布于世的临床心得一并交给了我，还经常让他的博士生把近段时间的门诊记录通过邮箱传给我。老师从如何做人、如何学习中医、如何学习经方、如何面对临床等各个方面，给了我全方位的、深入的指导和点化。通过对老师著作的学习及其临床经验的运用，通过反复的比较和冷静的思考，我的临床疗效得到了迅速提高，病源也大量地增加。几年来，我把临床上运用黄师经验治疗的一些病例，陆续发表到各中医论坛和《中国中医药报》上，没想到受到了众多同道的喜爱，同时也给了我极大的鼓舞。于是我利用业余时间，把运用黄师经验的医案进行了及时记录和系统整理，名曰《经方实践得失录——跟师黄煌学用经方130案》。这本书里有成功的喜悦，也有失败的教训，有生搬硬套的访学，也有一知半解的运用，而且对于博大精深的经方医学，因理解肤浅，体悟不深，以及受基层病种的局限，对黄师之学尚不能运用自如，但不论怎样，这130案却是我学习黄师经验的真实反映，记录了我个人的思与得，见证了我学习经方和运用经方的足迹。今不揣固陋，把130案整理出来以报答师恩，并求教于诸位同道。其中谬误和幼稚之处在所难免，敬请师长和同道继续给我指导和帮助！

书中有少量的非经方医案，因为新用方药都有经方的骨架而且又为黄师临床所常用，故一并录入。另外，书中黄煌老师学术思想部分引用了黄汲师弟撰写的《黄煌经方医学思想整理研究》和李小荣师兄整理的《黄煌经方医案》两书的一些内容，在此一并感谢。

最后让我对黄师的无私传授和教导表示深深地、永远地感激！

目 录

001　小柴胡汤
治长期低热案

李某，女，22岁，河间市城关镇野场村人。2009年7月16日初诊。

患者三个月前不明原因引起低热，体温波动在37.3℃～38.2℃之间，反复发作，无规律，伴胸闷，眠差，无恶寒、身痛、咳嗽、咽痛、口苦等症，二便可。血常规、血沉化验正常。胸片无异常。曾予菌必治、双黄连等药静脉点滴数日而无效。他医投银翘散治疗亦效果不佳。舌红苔白，脉弦。

处方：柴胡24g，黄芩10g，清半夏10g，党参10g，生姜3片，大枣5个，炙甘草6g。5剂，水煎服。

二诊：患者服前3剂药后，发热依旧，服四5剂后有一天未发热。精神较前好，原方不变，再进7剂。后患者电话告知，自前热退后未再反复。嘱停药观察。逾两月，其邻居来诊，言患者已痊愈。

临证心得：小柴胡汤为《伤寒论》少阳病之专方，治疗

1

往来寒热、胸胁苦满、默默不欲饮食、心烦喜呕等症。黄师认为，柴胡证中往来寒热的"往来"有其特殊含义：其一是指有节律性，或无节律性，或周节律，或月节律；其二是指没有明显节律，时发时止。该患者发热日久，西医诊断不明，用清热解毒之时方也未见效。余则据黄师所说，抓住患者往来寒热之特点，并据胸闷、脉弦等症而应用小柴胡汤，最后竟然收到了意想不到的效果。以前本人也用小柴胡汤治疗过发热，但那时的着眼点，却是把往来寒热的方证仅仅认为是一阵冷一阵热、寒热交替的表现，从而大大限制了小柴胡的临床应用。

002 柴胡桂枝干姜汤
治低热案

赵某，男，20岁，河间市新华路居民。2013年9月5日初诊。

患者低热40天，体温在37.2℃～37.8℃之间，发作无规律，时有恶寒，服用退热药后方有汗，伴咽干、乏力、纳呆，精神委靡。医院检查无异常。静脉点滴抗生素10天无效。服用清热解表之中药亦无效。患者既往有慢性浅表性胃炎5年，平素胃部喜暖，足底发凉。观患者体形瘦高，面色萎黄无光泽，舌白、苔微黄，脉象左弦、右弱。

处方：柴胡25g，黄芩10g，天花粉20g，桂枝10g，牡蛎30g，干姜10g，附子6g，甘草10g。7剂，水煎服。

4剂药后低热未作，7剂药后所有不适消失。观察一个月，无复发。

临证心得：该患者西医检查无异常，用抗生素十余天无效，用中药疏风散热也无效。在此情况下，笔者根据体质辨证，发现患者为上火下寒之体质，乃柴胡桂枝干姜汤证。故用桂枝开太阳，柴胡黄芩枢少阳，天花粉合阳明，干姜开太阴，牡蛎合厥阴，加附子枢少阴。清上火，祛下寒，六经转动，体质改变，遂发热自去，诸症自消。

003 退热汤
治发热案

王某，男，17岁，河北省献县一中学生。2012年11月19日初诊。

患者发烧3天，体温持续在39℃左右，伴头痛、头晕、轻度恶寒。服用扑热息痛后体温随汗出而降，但不久体温又升，静脉点滴病毒唑、双黄连、菌必治等药未见明显疗效。血常规检查无异常，无咳嗽、咳痰、咽喉疼痛等症，舌红，苔微黄，脉弦数。

处方：柴胡40g，黄芩30g，连翘50g，甘草10g。2剂，水煎服，并嘱停所有西药。

服上方一剂药，体温即恢复正常。2剂服完，未见发热反复。

临证心得：病毒感染虽属小病，但治疗方法错误也会迁延病情，从而持续不愈或变生他证。经方治疗病毒性感冒有疗效好、见效快的特点。上方是黄师的经验方，名"退热汤"。黄师经验：本方有辛凉退热之功，对呼吸道感染、热不退者疗效很好。本方是从小柴胡加减而来，因是发热，所以去了人参、半夏和生姜、大枣。加连翘，是因为连翘擅长清风热，对发热、汗出而热不退者，对头昏、心烦、失眠者，对咽喉充血、淋巴结肿大者，对发热而呕吐者，都很有效。柴胡退热，必须大量。《伤寒论》原用八两，按一两3g换算，也需要24g！柴胡还必须配伍甘草，因为看《伤寒论》原文，小柴胡汤的加减很多，人参、生姜、大枣、黄芩均可去，唯独柴胡、甘草不能去。

004 柴朴汤
治咳嗽案

马某，男，60岁，河间市六街人。2009年9月7日初诊。

患者咳嗽一月有余，咽喉痒而稍红，痰白不多，胸闷，眠差。市人民医院诊断为急性支气管炎，抗生素静脉点滴一周无效。腹部有轻微抵抗，舌白，脉象弦滑。

处方：柴胡12g，黄芩10g，半夏10g，党参10g，厚朴15g，茯苓20g，苏梗10g，干姜5g，大枣20g。4剂，水煎服。

药后咳嗽大减。效不更方，再进4剂。痊愈。

临证心得：黄老师认为，小柴胡汤是治疗呼吸系统疾病的主方，因咳喘、胸闷属于小柴胡汤胸胁苦满的方证，故每每用之。小柴胡合半夏厚朴汤名柴朴汤，为日本人所常用。对于那些咳嗽咽痒、胸闷、精神紧张、对外界环境过敏、感染不明显者有殊效。余以前治疗咳嗽多以《医学心悟》之止嗽散为主方，适当加减也可收效，但通过比较，治疗此种咳嗽还是柴朴汤效果迅速并确切。

005 大柴胡汤合桂枝茯苓丸

治咳喘案

王某，男，70 岁，河间市刘庄村人。患咳喘十余年，夏季加重。多家医院诊断为慢支合并肺气肿。经用中西药物治疗效果不佳。曾在山东某哮喘医院住院治疗，疗效也未满意。刻诊：体格壮实，面红，气喘憋闷，动则加剧，痰不多，无恶寒、心悸等症，上腹胀满有抵抗，下肢粗糙，舌暗苔白，脉弦而有力。

处方：柴胡 12g，黄芩 10g，半夏 10g，大黄 6g，赤芍 20g，白芍 20g，肉桂 10g，茯苓 20g，丹皮 10g，桃仁 10g，枳实 20g，干姜 5g，大枣 20g。7 剂，水煎服。

二诊：觉腹部稍软，余无变化。原方不动再进 7 剂。

三诊：气喘憋闷有减，食欲佳。

守方服用 40 天，咳喘憋闷大轻，自认为从治疗以来这是最舒适、最满意的一次。

临证心得：大柴胡汤治疗咳喘，余最早见于《皇汉医学》，后见于胡希恕老的《经方求真》，但自己运用不多。自从跟黄师学习经方以后，逐渐应用，效果颇佳，上案为最典型者。黄师经验：大柴胡合桂枝茯苓丸治疗咳喘，适用于那些体质强壮，体形偏胖，面红，舌暗，腹部充实，下肢有鳞屑表现的患者。这些为我们临床运用此法提供了充分而有力的依据，收效则是必然！

006 小柴胡汤合半夏厚朴汤

治变异性咳嗽案

白某，女，28岁，河间市恒泰小区居民。于2012年4月13日初诊。

患者两年来干咳，断断续续，时好时坏。天津某医院诊断为变异性咳嗽，用支气管扩张剂治疗，疗效不显。刻下：干咳咽痒，痒则咳剧，痰少，咽中如有物阻。因从事早点生意，发现遇到油烟咳便严重，且怕凉风，说话多时也咳，烦躁，胸闷，睡眠质量不高，无口干口苦，无气喘，咽喉望诊偏红，舌红苔黄，脉象稍数。

处方：柴胡12g，黄芩10g，半夏10g，党参10g，赤芍20g，防风10g，半夏20g，厚朴20g，茯苓20g，苏梗15g，甘草6g。7剂，水煎服。

患者药后干咳大轻，尤其咽喉痒感已减七八。效不更方，前方迭进21剂。

此后随访1年无复发。

临证心得：随着我国工业化的进程，变异性咳嗽的患者也剧增。此病病程缠绵，疗效不佳，病家深以为苦。黄师认为，小柴胡汤证之往来寒热，可以理解为对湿度、气压、光照、气候、居住环境、声响、气味等变化的过敏，乃至心理的过敏。而且对于此类患者，黄师每每观察其咽喉，如充血发红者，则多适用于小柴胡汤治疗。另外此类患者多有咽喉异物感、胸闷、烦躁等症，这正是半夏厚朴汤证的具体表现。所以黄师临床治疗变异性咳嗽，多应用小柴胡汤合半夏厚朴汤。为了加强患者抗过敏的能力，迅速提高原方的疗效，笔者借鉴了北京名老中医周平安先生的经验而加用了赤芍和防风两药。周老把祝谌予老大夫的经验方过敏煎演化为柴胡、黄芩、赤芍、防风、乌梅、五味子，临床运用疗效颇高。笔者在继承黄师经验的基础上，又学习了周老经验，临床验证了数十例此类方证的患者，皆疗效可靠，实乃圆机活法之妙！

007 荆防柴朴汤
治咳嗽案

张某，男，6岁，河间市沙洼乡东方村人。2013年10月16日初诊。

患者近两年来感冒后即发咳嗽，每次迁延不愈，需住院治疗。一个月前感冒后又发咳嗽，在石家庄某医院经抗菌治疗半个月无效，遂来我处中医治疗。刻下：面色萎黄，无光泽，呛咳阵阵，有痰但不多，夜间哭闹，食欲减退，见凉风和油烟后咳嗽加重，无发热，无喘息，咽喉望诊充血，舌苔萎黄，脉象滑数。

处方：柴胡10g，黄芩5g，半夏5g，党参5g，厚朴7g，茯苓7g，苏梗5g，荆芥6g，防风6g，生姜3片，大枣5个。5剂，水煎服。

药后咳嗽大减。原方再进7剂，诸症消失而愈。

临证心得： 上方为黄老师经验方荆防柴朴汤。老师经验：荆防柴朴汤是小柴胡汤、半夏厚朴汤加上荆芥、防风而成，常用来治疗感冒后咳嗽反复、甚至微喘的患者。病如变异性哮喘、支气管炎、慢性鼻炎、花粉症等，有止咳、控制发作的效果。咳嗽为何用小柴胡汤？是因为这种咳嗽迁延反复，来来往往，就是小柴胡汤证的"往来寒热"；为何用半夏厚朴汤？这种咳嗽，鼻咽痒或痛，胸闷、黏痰，就是半夏厚朴汤证的"咽中如有炙脔"；为何加荆芥、防风？是此两药善于祛风止痒，不仅对皮肤瘙痒，而且对鼻子、眼睛、咽喉刺痒也有效。荆防柴朴汤比较安全，只要肝肾功能正常者，就可以服用。如果症状控制后，可以停服或减量。服药期间不宜进食鱼虾、辛辣等，以防过敏发作。少数患者可能出现腹泻等，但往往泻后舒适，所以，只要一天不超过3次，应该无妨。近年来，我国部分大城市雾霾严重，呼吸道疾病易发，对那些过敏性的上呼吸道疾病，服用荆防柴朴汤，或许能解决部分患者的痛苦。

008 柴朴汤合玉屏风散
治急性支气管炎案

辛某，女，68岁，河北省河间市米各庄镇何行石村人。2012年10月9日初诊。

患者两月前感冒后咳嗽，气喘。在沧州中心医院诊断为急性支气管炎，住院治疗半个月稍有好转。回家后仍旧每日咳嗽，喘息，胸闷，白痰多，不能食咸，动则喘剧，畏风冷，食欲无，精神疲惫，终日躺在床上，难以户外活动，舌苔白腻，右寸脉象沉滑。

处方：柴胡12g，黄芩10g，赤芍20g，防风10g，半夏20g，厚朴20g，茯苓20g，苏梗15g，甘草6g。7剂，水煎服。

药后咳嗽稍轻，余症不减。见患者面色萎黄，肌肉松软，眼睑有轻度浮肿，唇暗淡，一脸倦容，查右寸关脉沉弱。

调方：柴胡12g，黄芩10g，赤芍20g，防风10g，半夏20g，厚朴20g，茯苓20g，苏梗15g，黄芪30g，白术20g，甘草6g。7剂，水煎服。

三诊：咳喘大轻，痰少，食欲佳。前方共服 21 剂，痊愈。

临证心得：本案患者咳嗽长期不愈，对外界环境敏感，饮食极差，以致卧床不起。笔者初用柴朴汤加减，效果不明显，转求于体质辨证和脉象的审查，辨为黄芪体质和玉屏风散证，故在前方的基础上加用玉屏风散，结果疗效迅速。玉屏风散出自《丹溪心法》，因药证明确，方证规范，黄师亦常用之。此方的体质为：面色黄，缺乏光泽，浮肿貌，肌肉松软，腹壁软弱无力，按之无抵抗以及疼痛和胀满，乏力，平时爱出汗，怕风怕冷，爱感冒。笔者体会，临床慢性咳嗽，必须要观察有无玉屏风散证的存在，从根本上调理，往往有很好的疗效。河北名中医何秀川先生把此方作为治疗过敏性哮喘的主方，随症加减，屡屡收效。

009 柴胡桂枝汤

治支气管扩张案

沈某，女，62岁，河北省河间市和平里居民。2013年11月3日初诊。

患者体形瘦弱。一周前受风后发热恶寒，自服感冒药未见好转，随后出现咳嗽，吐黄色黏痰，胸闷，胸疼，去医院检查诊断为支气管扩张。既往有慢性支气管炎病史50年。刻下：患者发热恶寒，咳嗽，吐黄痰，胸闷、胸疼，食欲不振，疲乏无力，舌苔黄腻，脉象滑数。

处方：麻黄6g，石膏30g，杏仁10g，柴胡30g，黄芩20g，连翘30g，栀子10g，鱼腥草30g，瓜蒌30g，黄连6g，半夏10g，甘草6g。6剂，水煎服。

二诊：已无发热，痰液见白，胸闷、胸疼好转，但无食欲，乏力较甚，且出现口干、自汗等症。

再方：柴胡25g，半夏10g，黄芩15g，党参20g，寸冬10g，五味子10g，连翘20g，鱼腥草30g，黄芪30g，当归

10g，栀子 10g，黄柏 10g，百部 20g，紫菀 15g，桔梗 10g，甘草 6g。8 剂，水煎服。

三诊：患者咳嗽依旧，痰多且黄痰为甚，其他症状无改变。恐为补药助热之故。

改方：柴胡 25g，黄芩 20g，连翘 30g，鱼腥草 30g，党参 10g，麦冬 15g，五味子 10g，瓜蒌 30g，半夏 10g，黄连 10g，栀子 10g，百部 20g，紫菀 15g，桔梗 10g，甘草 6g。4 剂，水煎服。

四诊：患者痰液仍旧黄白相兼，咳嗽剧烈，胸闷、胸疼，口干，自汗较多，食欲极差，不能出屋。方药几番出入，病情改善不大，让医者颇为踌躇。再次审查患者，患者主诉自汗颇为苦恼。问怕冷否？答曰："怕风惧冷。"再摸脉象右手缓弱无力，左手微弦。余断然以下方应之：

柴胡 25g，黄芩 10g，半夏 10g，党参 10g，桂枝 10g，白芍 10g，生姜 3 片，大枣 5 个，甘草 6g。3 剂，水煎服。

五诊：患者诸症全消，已无任何不适，面有光泽，食欲好，力气大增。

临证心得：患者此病诊断为支气管扩张。笔者根据辨病和起初表现，予以麻杏石甘汤和小柴胡与小陷胸汤三方加味治疗，药后发热无，余症有小效。后据乏力、食欲减退、口干等表现，认为有气阴两虚之证，故予以小柴胡合生脉饮及当归补血汤加味治疗，孰料，患者药后热证又剧，无奈减下温补之药，加大清热解毒之药的剂量，结果患者症状不仅未见消退，而且食欲愈加减退，乏力更加明显。此时患者全身状况极差，面对病情纷杂，面对几次方药无效，令患者颇为苦恼和茫然。后患者主诉自汗一症，猛然唤醒笔者的方证思维。患者胸胁苦满，口干，默默不欲饮食，病情迁延不愈，小柴胡证无疑；自汗，怕冷，怕风；桂枝证无疑。《伤寒论》原文：伤寒六七日，发热，微恶寒，肢节烦痛，微呕，心下支结，外证未去者，柴胡桂枝汤主之。忆条文，寻方证，此病不正是柴胡桂枝汤证吗？而且患者平素体形瘦弱，容易感冒怕风，爱出汗，显然是桂枝体质。结合体质与方证，笔者毅然用了柴胡桂枝汤原方。药仅三剂，病竟霍然。患者欣喜；笔者也感欣然，但却深夜无眠，为病程中自己的草率和大意而自责不已，如果当时即用体质辨证和方证辨证的思维，此病岂会迁延日久？也深深体会到经方神奇之处，真是妙不可言！

010 加味柴朴汤
治支气管哮喘案

谢某，女，57 岁，河北省河间市某集团经理。于 2011 年 10 月 23 日初诊。

患者既往有二十余年支气管哮喘病史，每年夏季加重。此次发作于两月前，经抗菌消炎、解痉平喘和激素治疗，见效甚微。无奈转投笔者治疗。刻下：患者面红，喘息耸肩，咳嗽连声，痰多而黏，每天早晨流鼻涕、打喷嚏，咽喉痒，胸闷腹胀，见冷空气、油烟及灰尘而病情加重，以致夜间不能平卧，饮食少，烦躁，睡眠不好，咽喉望诊有充血，腹诊无压痛，舌苔黄腻，脉象滑数。

处方：柴胡 15g，黄芩 20g，赤芍 30g，防风 10g，半夏 20g，厚朴 30g，茯苓 20g，苏梗 10g，连翘 30g，栀子 10g，桔梗 10g，甘草 6g。

15 剂药后，哮喘大为缓解，但感乏力。前方加党参 10g，7 剂，水煎服。

三诊：咳嗽已无，痰少，唯有活动时喘息，胸闷好转，咽喉痒无，早晨流鼻涕、打嚏喷缓解，食欲有增，已能平卧。前方继续调理。

临证心得：俗语云："内不治喘，外不治癣。"可见喘病之难治。此患者为多年之典型的过敏性哮喘，西医治疗不甚理想。经方辨证既无外感风寒之小青龙汤证，也无表寒内热之麻杏石甘汤证，腹诊也不支持大柴胡汤证。苓桂五味甘草汤证、黄芪桂枝五物汤证和真武汤证也不存在。根据方证的鉴别和排比，认为此患者还是适用于加味柴朴汤。用小柴胡提高免疫能力，加用赤芍和防风增强其抗敏作用。连翘、栀子是黄老师治疗热证的常用药物。药证明确，效力明显。加用桔梗治疗咽痒并利于排痰。笔者经验：遇到过敏性哮喘的患者，一定要考虑有无柴朴汤证的存在，此方治疗此病大有用武之地。守方重要，加减亦当随症，千方易得，一效难求，此之谓也！

011 柴苓汤

治肺癌脑转移案

张某，女，55岁，河间市崇德里居民。2009年12月20日初诊。

患者肺癌病史5年，化疗后一般情况尚可。一个月前突然头疼，呕吐，视物不清。医院检查CT，发现肿瘤已经脑部转移，点滴甘露醇注射液后缓解，但恶心、头痛依然存在。身体瘦弱，饮食差，失眠。医院辞治，家属希望中药调理。

处方：柴胡12g，黄芩6g，半夏20g，党参15g，茯苓40g，猪苓10g，泽泻20g，肉桂10g，白术15g，生姜3片。7剂，水煎服。

药后头痛、恶心减轻，食欲稍好。嘱要心情舒畅，乐观面对生活，并食猪蹄。

处方调整剂量：柴胡12g，黄芩6g，半夏20g，党参15g，茯苓60g，猪苓20g，泽泻20g，肉桂10g，白术30g，生姜3片。7剂，水煎服。

药后头痛消失，恶心无，饮食大增，睡眠好。守方到2010年2月25日，一般情况好，已经下地活动，面色红润，体重增加明显。现仍在治疗中。

临证心得：癌症不论中医和西医，治疗都十分困难。黄师应用经方治疗癌症，积累了丰富的经验。该患者所用方为柴苓汤，黄师把此方作为肿瘤患者化疗和放疗期间，或伴有胸水、腹水及浮肿者的常规体质调理方，在呼吸系统、消化系统、血液系统中使用较多。此患者肺癌脑转移，颅压增高，运用此方既能从根本上调理体质，又能缓解当前症状，确为的对之方，从而提高了患者生存质量，延长了生命，可见经方治疗肿瘤很有优势和潜力。

012 黄芪桂枝五物汤合桂枝茯苓丸
治肺间质纤维化案

李某，男，61 岁，河间市九吉乡候俊铺村人。2012 年 4 月 19 日初诊。

患者体形中等，面色黧黑，呼吸困难五年有余。北京某医院 CT 检查确诊为：慢性原发性肺间质纤维化。曾住院经激素治疗，因效果不佳而中断治疗。近半年来呼吸困难加重，干咳，紫绀，胸闷气短，疲倦汗出，不能活动，动则憋闷欲死，不能出屋，每日不离氧气袋，而且反复感冒。有杵状指，舌质暗，舌苔白腻，脉象沉细。

处方：黄芪 30g，党参 20g，白术 15g，陈皮 10g，当归 12g，升麻 6g，柴胡 6g，甘草 6g。10 剂，水煎服。

上方服后无任何缓解，症状依旧。

改方：黄芪 30g，银花 30g，当归 30g，旋覆花 12g，百部 20g，紫菀 15g，白前 15g，桔梗 10g，甘草 6g。10 剂，水煎服。

患者 10 剂药用后，病情如故。再查患者，面色黧黑无光泽，舌下静脉粗紫，下肢有皮屑，时有抽筋。

处方：黄芪 30g，桂枝 10g，赤芍 30g，茯苓 20g，丹皮 10g，桃仁 15g，生姜 3 片，大枣 5 个。10 剂。

三诊：患者感觉呼吸困难稍好。药已中的，前方守方一个月。

30 剂药后，患者呼吸困难明显减轻，干咳也少，气力渐增，已能到院外活动。依方继续调理观察。

临证心得：现代医学认为肺间质纤维化病因不明，可能与环境污染、慢性肺部疾病发展有关。病理改变为进行性限制性通气障碍，血饱和度降低。患者以呼吸困难为主要症状，最终死于呼吸衰竭。笔者对本病经验不足，最初辨为肺气不足，投以补中益气汤治疗，未见疗效；继而又用北京名中医周平安教授的经验方三两三加味治疗，结果也无起色。后来认真辨别患者体质，发现患者气短、自汗、乏力，为黄芪体质无疑；面色黧黑，紫绀，舌下静脉粗紫，下肢经常抽筋，显示有瘀血证。结合以上体质和方证，处以黄芪桂枝五物汤合桂枝茯苓丸，坚持治疗一个月，病情有所改善，后期治疗尚待观察。

013 柴归汤

治胸腔积液案

马某，女，63岁，河间市郭屯人。2012年12月21日初诊。

患者一个月来咳嗽，胸闷，喘息。沧州中心医院怀疑结核性胸膜炎，但未能确诊，因胸穿困难只抽出部分积液，胸片显示胸腔右侧仍有少量积液存在。因身体虚弱故要求中医治疗，同时停服一切西药。刻下：患者体形中等，面色萎黄无光泽，眼睑轻度浮肿，咳嗽有痰，痰液白色而黏，胸闷，动则喘剧，乏力，自汗，心悸，纳呆，失眠，口微苦，舌苔白腻，脉象细弱。

处方：柴胡12g，黄芩10g，半夏10g，党参10g，当归12g，川芎10g，赤芍20g，茯苓30g，泽泻20g，白术20g，荆芥15g，防风15g，生姜3片，大枣5个，甘草6g。7剂，水煎服。

二诊：药后咳嗽、胸闷稍缓，食欲好转，气力增加。

再方：柴胡12g，黄芩10g，半夏20g，党参10g，当归

15g，川芎10g，赤芍20g，茯苓40g，泽泻30g，白术20g，荆芥15g，防风15g，生姜3片，大枣5个，甘草6g。

上方服用28剂，咳嗽、胸闷、心悸消失，睡眠好，食欲佳，面色红润如常人。保定某医院做胸部CT，报告胸腔积液已无。

临证心得：中药治疗胸腔积液，笔者经验不多。该患者胸腔积液原因不明，在体质极其衰弱的情况下要求服用中药，而且停服一切西药。当此时，笔者不去求证而来辨体。患者面黄、心悸、乏力、汗出、浮肿、口苦，为柴归汤体质。此时如果一味攻逐水饮，恐患者体质更虚，但一味温补又怕增热助燃，加重水饮。柴归汤由小柴胡汤合当归芍药散两方组成。小柴胡治疗胸胁苦满，提高患者免疫力；当归芍药散养血活血，健脾利水。两方合用，亦补亦消，不寒不热，气、血、水、湿通调，故最后收到良效。

014 半夏泻心汤

治慢性浅表性胃炎案

李某，男，38 岁，河间市渔场村人。

患者形体肥胖。胃脘胀满半年，酒后加重，偶有泛酸，食欲差，腹部喜暖。服奥美拉唑效果不明显。唇红，苔白，脉滑。

处方：黄连 3g，黄芩 10g，清半夏 10g，党参 10g，干姜 10g，厚朴 20g，大枣 20g，甘草 6g。

5 剂药后，胃脘胀满大轻；15 剂药后，已无任何不适。

临证心得：上方为《伤寒论》半夏泻心汤，为古代治疗热痞的专方。黄老师认为，此方可以作为治疗慢性胃炎的专方，尤适合于体质较好的中青年男子，其唇舌红、有嗜酒史者，如有幽门螺旋杆菌感染者效果更佳。笔者体会，临床运用此方并非要完全出现上呕、中痞、下利等症，只要患者胃部表现为寒热夹杂，其舌苔黄白而腻，即可投之。体质辨证尤为关键。

015 柴胡桂枝干姜汤合枳术汤
治慢性浅表性胃炎案

刘某，男,56 岁，河间市油店村人。2010 年 6 月 9 日初诊。

患者体形偏胖，胃脘胀满五年余。胃镜检查诊断为慢性浅表性胃炎。曾服用奥美拉唑、吗丁啉、猴头菌片等药，无效。亦曾服用理气除满、温胃散寒、清热化湿等中药，服热药后头晕耳鸣，服凉药后胃部凉感加剧，由此对中医治疗亦失望日久。刻下：上腹部胀满，胸胁闷胀，喜叹息，烦躁易怒，口干不苦，胃部喜暖，阴雨天或食生冷食物后病情加重，睡眠差。腹诊：右胸胁满硬不适感，胃脘无压疼。舌苔黄腻，脉象弦数。余辨为柴胡桂枝干姜汤证。

处方：柴胡 12g，黄芩 10g，天花粉 20g，桂枝 10g，牡蛎 20g，附子 6g，干姜 10g，枳壳 20g，白术 10g，甘草 8g。7 剂，水煎服。

七日后复诊，胃部胀满明显减轻，口干无，胃部觉温暖，其他症状亦有缓解。前方再服 14 剂，遂愈。

临证心得： 本患者为笔者所提出的柴胡桂枝干姜汤体质，即上火下寒、胆热胃寒之证。此种病例临床极为多见，寒热夹杂，虚实并见，治疗一旦有偏，即加重病情，为医者棘手，病家更是苦恼之至。经方中有半夏泻心汤是治疗脾胃不和、寒热夹杂的好方，但笔者体会半夏泻心汤用于热多寒少之胃病效果较好，而对于寒多热少之证则效差。然柴胡桂枝干姜汤不仅有清上热、除下寒之功，还有疏肝解郁之效，即病在半表半里的少阳寒证，因此更适用于寒多热少的胃病。本案笔者即根据其体质和方证而运用了柴胡桂枝干姜汤。枳术汤为本人治疗痞满之主方和效方，故加用之。

016 八味解郁汤

治浅表性胃炎案

张某，男 49 岁，河间市沙洼乡南中原村人。形体中等。2008 年 12 月 10 日初诊。

患者胃脘胀满半年，时有恶心，胸闷叹息，食欲不佳，睡眠差，无胃脘疼痛、烧心泛酸等症。沧州中心医院诊断为慢性浅表性胃炎。服西药无效。苔白，脉弦。

处方：柴胡 12g，枳实 20g，白芍 30g，半夏 10g，厚朴 15g，茯苓 20g，苏梗 10g，干姜 5g，大枣 20g，甘草 6g。5 剂，水煎服。

5 剂药后，胃脘胀满大轻。再进 10 剂后无其他不适。

临证心得：上方为黄师经验方八味解郁汤，由四逆散合半夏厚朴汤组成。其体质要求多为柴胡体质和半夏体质的结合体，患者多表现为性格内向、多思善虑、咽喉异物感、失眠多梦、腹胀、恶心、胸闷等症。余体会此方因系经方组成，方证明确，配伍严谨，故治疗郁证时效果要优于柴胡疏肝散和越鞠丸等时方。根据陈世铎经验，疏肝用白芍剂量要在一两以上为好，实践证明，其言不谬。

017 八味除烦汤

治胆汁反流性胃炎案

田某，男，40岁，河间市时村乡北中原村人。2009年2月16日初诊。

患者每日烧心、泛酸2年，胃部胀满，食凉热食物后加重。华北石油总医院诊断为胆汁反流性胃炎。每日靠服雷尼替丁坚持。面红，舌白，脉弦，处以柴胡桂枝干姜汤治疗半个月有小效，但终不能控制。仔细问诊、查喉后，发现患者烦躁易怒，有烘汗，咽喉充血。遂毅然改方：

栀子10g，黄芩10g，连翘20g，厚朴15g，茯苓15g，苏梗10g，半夏10g，枳壳15g。7剂，水煎服。

服上方后自觉症状大减，可以不服雷尼替丁。效不更方，迭进30剂。随访至今，诸症未作。

临证心得： 该病例初辨为上热下寒之证，遂施以柴胡桂枝干姜汤，结果疗效不佳。后经仔细诊察，发现此患者为半夏

体质，便改投黄师八味除烦汤。老师应用此方的方证为半夏
体质，唇舌多红，急躁焦虑，易烘热汗出，易咽喉肿痛，腹
胀等。

018 大柴胡汤

治胆汁反流性胃炎案

张某，河间市米各庄镇何行石村人。2009 年 2 月 5 日初诊。

患胆汁反流性胃炎 1 年，在昆明经商期间，曾服用许多西药，因效果不显而回家乡治疗。刻下：烧心泛酸，恶心，大便干燥，胃部胀满有压痛，舌红、苔白而厚，脉滑实有力。投大柴胡汤治之：

柴胡 12g，黄芩 15g，半夏 10g，大黄 10g，枳实 20g，白芍 30g，生姜 3 片，大枣 20g。7 剂，水煎服。

二诊：药后烧心泛酸大轻，大便爽，服药期间因食韭菜而泛酸 1 次。前方加黄连 3g，栀子 10g，再进 15 剂。

药后随访，前证至今未发。

临证心得：胆汁反流性胃炎的中医治疗，他医多以左金丸、乌贝散等方药治疗，黄师则常用经方大柴胡汤治之。大柴胡汤为《伤寒论》少阳阳明合病之方，黄师常用此方治疗胆汁反流性胃炎，症见烧心泛酸、心下按之压痛者即可以使用该方。临床要与八味除烦汤和半夏泻心汤做鉴别，无体质要求。

019 柴胡龙骨牡蛎合栀子厚朴汤
治慢性胃炎案

陈某，男，46 岁，河间市沙洼乡禅阁村人。2012 年 3 月 11 日初诊。

患者体形中等，既往患慢性浅表性胃炎 10 年。曾服奥美拉唑、三九胃泰、葵花胃康灵等药，效果不佳，又服理气健脾之中药亦不觉舒服。近半年来，症状加重，遂转来我处门诊治疗。刻下：每到餐前即感头晕脑胀，烦躁不安，胡思乱想，食后即缓；爱思虑，常激动，每日郁郁寡欢，但非常注意自己的身体；睡眠质量不高，无精打采，胃部喜暖畏寒，时有胀满和疼痛。腹诊：右肋下压疼，上腹部痞满。舌苔微红，脉弦细。处方：

柴胡 15g，黄芩 10g，半夏 10g，党参 10g，龙骨 20g，牡蛎 20g，大黄 3g，茯苓 20g，桂枝 10g，生姜 3 片，大枣 5 个。

5 剂药后，胃部感觉稍有舒适，但仍感烦躁气冲。前方合方：

柴胡 15g，黄芩 10g，半夏 10g，党参 10g，龙骨 20g，牡蛎 20g，大黄 3g，茯苓 20g，桂枝 10g，生姜 3 片，大枣 5 个，栀子 10g，枳壳 15g，厚朴 15g。

5 剂药后，饭前烦躁、气冲感明显减少，精神安定。守方再服 15 剂。

药后随访，已无任何不适，半年无复发。

临证心得：中医治疗胃病的方法甚多，或补气健脾，或消食导滞，或理气散寒，或疏肝和胃，或活血化瘀，或滋阴养胃，但方证明确、疗效突出的余以为还是当属经方。柴胡龙骨牡蛎汤是经方中调理精神心理的常用方，并未有治疗胃病的记载。本患者饥饿时病情发作，容易使人想到小建中汤证，但是经仔细辨认发现，患者体型中等，爱生气烦躁，爱胡思乱想，特别关心自己的身体，右肋下不适，此应是柴胡体质。又根据患者胸闷、心悸、失眠等症，遂辨为柴胡龙骨牡蛎汤证。初用柴胡龙骨牡蛎汤有小效，后又发现患者腹满、烦躁出现了栀子厚朴汤证，故及时合方。最后疗效令患者满意，医生也倍感欣慰。

020 黄芪建中汤为主

治慢性胃炎案

张某，男，60岁，河间市黑佛头村人。2013年12月6日初诊。

两年来胃脘时有隐痛，夜间加重，喜暖，食粗粮烧心，纳呆。曾服斯达舒、温胃舒等西药无效。无奈住院治疗，医院检查诊断为慢性浅表性胃炎。住院治疗一周后，食欲更差，全身乏力，几乎不能行走，面黄，腹肌紧张，舌淡，脉沉弱。处方：

柴胡20g，黄芩6g，半夏10g，大黄18g，芒硝（冲服）15g，白芍20g，枳壳20g。1剂，水煎服。

药后患者泻下2次，觉有食欲，想喝小米粥。再服下方：

黄芪30g，肉桂10g，桂枝10g，白芍20g，干姜5g，大枣20g，炙甘草6g。5剂，水煎服。

药后胃痛明显减轻。再服15剂，诸羔尽失。

临证心得：根据此患者体质和方证辨证，当为黄芪建中汤证，但是患者虚弱日久，中气不运，肠胃必积有湿热痰水，格拒正气，如果率然应用补法，与体内邪气相值，不仅不能辟易邪气，反会助邪为患，故在服黄芪建中汤之前，先重服大柴胡汤，以攘辟其邪，开补药资养之路。《生气通天论》曰："病久传化，上下不并，阳气当隔，隔者当泻。"孙思邈曰："凡欲服五石诸大汤丸补益者，先服利汤，以荡涤肠胃痰涎蓄水。"清·周学海曰："欲补先泻，乃尽补之能事！"善哉，斯言！此法乃余秉承家传，运用颇多，临证较正治之法疗效为优！黄师经验：运用黄芪建中汤首先要找准黄芪体质，如面黄、肌肉松软、浮肿等。临床上多用于慢性胃炎、胃及十二指肠溃疡、慢性腹痛等病。症多见疼痛隐隐，饥饿遇冷则加重。因药房没有饴糖，故方中未加。

021 大柴胡汤加味
治胃痛案

王某，男，70岁，河间市野场村人。2012年5月20日初诊。

患者既往有慢性胃炎病史十余年。半月前因食韭菜馅饺子，后又食江米粽子而突感胃疼，疼痛呈阵发性，恶心，嗳气，泛酸，曾服颠茄片、元胡止疼片，以及静脉点滴氧氟沙星皆无效，针灸治疗，稍有小效，但过后诸症依旧。无奈求余治疗。刻下：胃疼胀满，呃逆，时有恶心，胸闷，无食欲，食后疼痛加重，大便少且不爽快。腹诊：胃脘压疼。舌苔腻而微黄，脉象滑实有力。处方：

柴胡20g，黄芩15g，半夏20g，大黄22g，芒硝（冲服）25g，白芍30g，枳壳30g。1剂，水煎服。

药后患者大泻3次，胃痛顿减，恶心嗳气皆无。再方：

枳壳20g，白术10g，厚朴20g，半夏20g，茯苓20g，苏梗15g，甘草6g。5剂，水煎服。

患者电话告知，5剂药后，诸症今消。

临证心得： 本案患者之胃疼乃积滞所致，临床此类患者尤多，而西医药物治疗效果不佳。一些中成药如健胃消食片、保和丸、鸡内金等药，虽然有消食化滞之功，但却力量不大，往往难以中的。一些时方家多处以焦三仙、槟榔、莱菔子等药，也是杯水车薪，无济于事。其实此类患者从经方方证来辨，多属于大柴胡汤证。黄师经验：只要上腹部压疼、拒按者，不管其他症状，可以径用大柴胡汤。此为大柴胡汤应用之秘也！《金匮要略》言："心下满而痛者，大柴胡汤主之。"良有以也！积滞胃疼发病突然，痛苦难当，如瞻前顾后，举棋不定，药少量轻，焉能有效？故只要辨证准确就当毅然施以霸道之治，切莫畏惧方中剂量雄猛。方中大黄当为主药，剂量要大，本应先下，但考虑到病家麻烦，所以与他药同煎，这样力量会弱一些，因此用量就要偏大点。方中加用芒硝乃家传经验，祖辈以为大黄所谓将军，因其有推墙倒壁之功，患者如果大便干燥时，单用大黄多有腹痛而便难下之症，而加用芒硝增加了肠内渗透压，不仅使大黄增效，且运用安全。本患者用大柴胡汤泻下浊物后，马上改方，以枳术汤合半夏厚朴汤消食健脾，理气除胀，终收佳效。枳术汤为笔者家传之治疗胃病的主方，亦攻亦补，安全效宏。黄师善用半夏厚朴汤，他认为此方有促进胃液分泌和肠管蠕动的作用，故此处两方合用之。

022 小建中汤

治胃痛案

何某，男，63 岁，河间市米各庄镇何行石村人。2012 年 7 月 13 日初诊。

患者体形瘦弱，皮肤白皙。主诉胃脘及脐腹隐痛五年余，喜暖畏寒，每于饭前疼痛加重，同时伴有心悸、乏力，食后可暂时缓解。饭量较小，爱出汗，怕凉风，无嗳气和腹胀等症。自己怀疑胃溃疡而去做胃镜检查，结果报告：慢性浅表性胃炎。服用奥美拉唑、170 胃疼片及三九胃泰等药无效。也曾服用理气止疼之中药，感觉药后病情加重。腹诊：腹壁扁平菲薄，呈绷紧状态，但按之软而无抵抗感，内无硬物和包块。舌淡苔白，脉象细弱。处方：

肉桂 10g，白芍 30g，饴糖 30g，生姜 3 片，大枣 5 个，甘草 6g。

上方服用 7 剂后，疼痛次数减少。效不更方，守方服用 21 剂，患者胃痛和腹痛消失，饭量大增，气力充足。

临证心得： 患者胃痛为隐痛，饥饿时加重，腹诊腹部扁平绷紧，无抵抗，脏腑辨证为虚痛，但前医未辨虚实，率用理气止疼药治疗，病本为虚，却用理气破气之药，病情岂不加重？经方治疗我们首辨体质，该患者体形消瘦，皮肤白皙，容易出汗，易疲劳，体力低下，容易心悸、腹痛，对寒冷过敏，腹直肌紧张，舌淡，脉虚缓，此谓之桂枝体质。辨明体质后我们再辨方证，根据《伤寒论》"腹中急痛"和"心中悸而烦者"，以及《金匮要略·血痹虚劳病脉证并治》"虚劳里急，悸，衄，腹中痛，梦失精，四肢酸疼，手足烦热，咽干口燥，小建中汤主之"等方证而选用了小建中汤。此方强壮理虚，温阳解痉，方小而效宏，药少而力大，通过此例患者验证，确有神奇之效！

023 温经汤

治胃肠功能紊乱案

王某，女，56岁。2009年7月25日初诊。

主诉：大便时腹部疼痛，肛门坠胀。既往史：慢性浅表性胃炎5年。现病史：一年前患痢疾半个月，此后每排大便即腹部隐痛，肛门坠胀。西医检查：胃肠功能紊乱。目前服用西药无效。现症状：便后腹部隐痛，肛门坠胀，伴乏力心悸，眠差，喜暖，无腹泻、便秘等症，舌淡苔白，脉象沉弱。体质描述：身高：160cm，体重50kg，形体偏瘦。初辨为补中益气汤证。处方：

黄芪25g，党参20g，白术15g，陈皮10g，当归10g，升麻6g，柴胡6g，甘草6g。5剂，水煎服。

药后无效。再据睡眠不好，情绪烦躁，投以柴胡加龙骨牡蛎汤：

柴胡12g，黄芩10g，半夏10g，党参10g，茯苓20g，桂枝10g，大黄3g，龙骨30g，牡蛎30g，甘草6g。7剂，水煎服。

药后复诊依旧无效。思忖再三，转从体质辨证。认为此患者当为温经汤体质，遂以温经汤治疗：

吴茱萸 10g，肉桂 10g，半夏 10g，麦冬 10g，丹皮 10g，党参 20g，阿胶 10g，当归 10g，白芍 15g，川芎 10g，生姜 3 片，甘草 6g。7 剂，水煎服。

药后腹痛无，坠胀大轻。效不更方，守方再进 7 剂。结果再无任何不适。

临证心得：本案患者西医诊断明确，但治疗乏术，无奈转求中医治疗。余初辨为中气不足，予以补中益气汤，结果无效。又依据失眠烦躁等精神症状，用柴胡加龙骨牡蛎汤，孰料又是无功。无奈撇开方证转从体质辨证。根据黄师的经验，该患者应属温经汤体质。其体质表现多为：羸瘦，肌肉松弛，腹壁薄而无力，唇干，肤色黄暗，毛发干枯易落。故毅然以温经汤投之，结果收到了意想不到的疗效。通过本案失败和成功两方面的经历，给人启示是深刻的，那就是临床诊断时切忌总是着眼于患者的表面症状，而忽视了患者的整体状态和基本矛盾，也再次体现了体质辨证在临床中的简捷和实用。治病必求于本，庶免失误。

024 八味解郁汤
治胃肠功能紊乱案

李某，男，43 岁，河间市黎民居人。2013 年 4 月 21 日初诊。

患者体形瘦长，腹泻五年有余，北京医院诊断为胃肠功能紊乱。服用苯乙哌啶等西药效果不佳；服用健脾之参苓白术汤和补肾之四神丸合附子理中汤等中药，也不理想。每次大便前、大便后都腹痛难忍，恍若虚脱，身体消瘦异常。刻下：腹泻日两三次，大便不成形，重时似有脓液，便前便后皆腹痛，痛苦莫名，不可忍受，所以对大便有恐惧感。腹胀，喜暖畏寒，右上腹微疼，头晕，胸闷，眠差，爱思虑，饮食少，疲乏无力，因为不能参加农事活动而生活艰难，思想压力很大，面色暗淡无光，一脸忧郁，右上腹有压痛，舌苔薄白，脉象弦细。处方：

柴胡 12g，枳壳 15g，白芍 20g，半夏 20g，厚朴 15g，茯苓 20g，苏梗 10g，甘草 6g。

服用 7 剂药后来诊，觉腹痛减轻，腹泻好转，精神轻松。宗前方再进 10 剂。

二诊：腹痛大轻，大便日一次，但大便仍不成形。睡眠好，食欲佳。前方再开 10 剂。

三诊：腹痛不明显，他症皆有好转，患者体重增加，面色见红润。守方再进 10 剂。

后患者电话告知，腹痛不再出现，大便日一次，偶有腹泻，他症尽消。

临证心得：此例患者除腹泻外，腹痛较为突出，每天发作，绵延日久，患者体重日减，不能参加正常工作，思想压力极大。他医根据患者面色萎黄、体重减轻、食欲减退、乏力等症诊为脾虚，但患者服用补气健脾之药后，没有效果。又有中医认为乃肾虚所致，投用四神丸合附子理中汤，结果也无寸效。何故？定当有其原因！患者体形瘦长，单眼皮，右上腹疼痛，多思善虑，柴胡体质也；再根据胸闷、失眠、腹胀、多疑等，笔者诊为解郁汤证，从而果断地应用了黄师八味解郁汤，渐渐收到了效果，最后顽症得愈。

025 八味除烦汤

治反流性食道炎案

王某，男，30 岁，河间市戈楼人。2013 年 5 月 3 日初诊。

近两个月来，胸疼，后背疼，烧心泛酸，恶心，睡眠差，爱激动，爱生气，胃脘胀满。胃镜检查：反流性食道炎。服用奥美拉唑、雷尼替丁等药，无效。遂来求中医治疗。患者体形中等，面色红润有光泽，唇红，咽喉充血，舌苔黄腻，脉象滑数。处方：

半夏 20g，厚朴 20g，茯苓 15g，苏梗 10g，枳壳 20g，黄芩 20g，连翘 20g，栀子 10g。7 剂，水煎服。

药后，胸疼大轻，烧心泛酸无，胃脘胀满好转。前方再服 7 剂。

后领妻子来诊他病，言前症已愈。

临证心得：反流性食道炎，西药长期治疗往往乏效；中药治疗有见效快、无复发的优点。黄师治疗此病常用的经方有：大柴胡汤、半夏厚朴汤、除烦汤、小陷胸汤、半夏泻心汤等，疗效安全可靠。本案患者面色红润，唇舌鲜红，失眠，烦躁，恶心，为半夏体质，其方证为八味除烦汤证。因体质明，方证确，虽未用海螵蛸、瓦楞子等制酸药，竟也有出人意料的效果。

026 大柴胡汤

治食欲亢进案

李某，女，40岁，河间市教育局工作。2012年10月21日初诊。

主诉半年多来不明原因食欲亢盛，每天总是感觉饥饿，吃完总想还吃，体重持续上升，烦热，便秘，腹肌紧张，嗳气。医院检查血脂偏高，血糖正常，其余无异常。患者身材中等，强健，面色红润有光泽。腹诊：腹部饱满有抵抗。舌红苔厚，脉象弦滑有力。处方：

柴胡24g，黄芩15g，半夏20g，枳壳30g，大黄10g，白芍30g，生姜3g，大枣5个。5剂，水煎服。

患者服完5剂药后，食欲减退，大便日一次，感觉爽快无比。前方再进5剂。患者一共服用上方10剂，食欲正常，自我感觉良好，体重稍减。

临证心得：患者食欲旺盛，首先排除了糖尿病，中医脏腑辨证为胃火炽热所致。患者体质强健，上腹部充实饱满，进食后更甚，上腹部紧张，便秘，烦热，腹诊有抵触。据此，笔者判断为大柴胡汤体质。用大柴胡汤通畅三焦，清热泻火，患者之气滞、食积、血瘀、痰凝、郁热，统统清扫之，从而清升浊降，脏腑协调，诸症顿消。

027 黄芪建中汤

治痞满案

姚某，男，40岁，河间市九街人。

患胃脘胀满一年余。胃镜诊断：浅表性胃炎。经用吗叮林等多种西药治疗无效，转来我处治疗。刻下：胃部痞满，纳少，稍进寒凉食物，则肠鸣腹泻，舌苔黄腻，脉缓带弦意。余投以半夏泻心汤治疗，迭进数剂竟无寸效，后又转他医以理气消食之方治之也无效果。几经辗转又来我处求治。余观其黄腻舌苔而一筹莫展，不知该从何处着手，进退维谷中请教黄师。师曰："此乃黄芪建中汤证。"余不解，请教老师为何使用此方。师答："请看该患者体质是否瘦弱？再看舌质淡否？"余详查患者后，恍然大悟，老师所言极是。遂毅然投以黄芪建中汤：

黄芪25g，肉桂10g，白芍20g，饴糖30g，生姜3片，红枣20g，甘草6g。

7剂药后，患者复诊，面带笑容，言前证已失七八。守方再进7剂，患者痊愈。

临证心得： 从此例患者治疗经过中，余深深体会到，先辨体质再辨方证的实用性和科学性，领悟到体质辨证乃临床中一有效便捷的法门！黄师运用黄芪建中汤的患者体质多为：面色黄，肌肉松弛或有浮肿。另外黄师经验：体质比方证重要，舌质比舌苔重要。

028 枳术汤合四逆汤

治痞满案

王某，男，32 岁，河间市采油三厂人。2009 年 12 月 19 日初诊。

患者胃脘胀满半年，食后加重，夜间为甚，食欲差，睡眠质量不好，畏寒喜暖，不敢食水果，时有恶心感，大便不爽。曾服吗丁啉、奥美拉唑等西药无效，又服香砂养胃丸、保和丸等药也未见明显效果。刻下：患者体形中等，面色晦暗。腹诊：胃脘膨胀有气体。苔白，脉沉紧。处方：

柴胡 20g，黄芩 10g，半夏 10g，大黄 25g，芒硝（冲服）20g，枳实 25g，白芍 20g。1 剂，水煎先服。

待患者泻后再服用下方：

枳实 10g，白术 20g，干姜 10g，附子 10g，甘草 10g。6 剂，水煎服。

患者服第 1 剂药后大泻 4 次，觉胃脘舒服异常，有食欲。再服完后 6 剂药，胃脘胀满消失，全身温暖，精神大振，食欲颇好，遂愈。

临证心得：丹溪云："痞与否同，不通泰也，由阴伏阳蓄，气与血不运而成。"此证为脾胃阳虚之痞满。先投大柴胡汤扫清因虚之滞，辟阳气之路径，待气机畅，升降复，再进温阳健脾之法，从而顺利收功。若不用先泻之法恐虚不受补也。莫虑苦寒伤胃，当知脾胃虚弱，运化失调必有瘀滞，如冒用补法则与邪气相争，以至病情加重。临证不可不知！当前患者主要矛盾是因寒致瘀，祛除瘀滞应首当其冲，故先用大柴胡汤尽扫脾胃之积，待脾胃清洁后，营养之路畅通，再进枳术丸煎剂合四逆汤，健脾和胃，温阳散寒，从而收效迅捷。笔者曾祖生前以擅长治疗胃病而闻名乡里，祖父兄弟三人也是治疗胃病的高手，而在笔者的门诊中胃病患者也最为多见。当地一些老辈人和在世的一些老中医，现在仍然还记得曾祖当年治疗胃病用药寥寥，却效果奇好，那么他们治疗胃病究竟有什么好的方法呢？方法不少，但其中有一首最为多用，最不可忽视的小方，那就是枳术汤。

枳术汤出自《金匮要略》，文曰："心下坚，大如盘，边如旋盘，水饮所作，枳术汤主之。"枳术汤是张仲景的一张小方，药仅两味，是治疗水饮结于心下的方子，然历代医家用此方治疗胃脘痛、痞满却效果很好。读张璐的《张氏医通》、龚廷贤的《万病回春》《寿世保元》等书，发现治疗胃病多用此方加减。临床实践发现，此方可用于水饮或食积结于心下而影响脾失健运的胃脘痛和痞满证，对于很多的慢性胃炎、胃及十二指肠溃疡、胃肠功能紊乱、胃下垂、便秘等病有良效。

方中枳实量为白术的一倍，行气散结除饮；白术健脾利水，用于因实而致的脾虚。两药一消一补，攻补兼施，互相为用，而消大于补为其特点。从传统气机上讲亦是一升一降，符合脾升胃降的生理特性。笔者家传用药的方证是：患者形体壮实，多胸闷，腹胀，嗳气，疼痛；腹诊心下胀满或疼痛，有压痛或有抵触，有明显的腹肌紧张；舌苔多厚而腻，脉右关滑实有力，或左关呈弦象。寒则合四逆汤；郁则合四逆散；食积和热证者先用大柴胡一剂消导，大便泻下后再用此方；寒热交杂而偏热者合半夏泻心汤；寒热交杂而偏寒者，合柴胡桂枝干姜汤加附子；而病程绵长，体形弱者，白术量为枳实的一倍，法张洁古枳术丸之意。

029 柴胡桂枝干姜汤加附子
治泄泻案

李某，女，67 岁，河间市秦庄人。2013 年 5 月 5 日初诊。

患者泄泻五年余，日行三四次，便前腹痛，痛则泄泻，大便不成形但无脓血，腹胀，喜暖怕寒，头痛，嗳气，失眠，易怒，口干苦。服用西药抗生素无效，服用参苓白术散、四神丸、附子理中丸、痛泻要方等方药疗效亦不佳。患者体形瘦长，面色萎黄，右肋下有不适感，舌苔黄厚，舌质淡，脉弦细。处方：

柴胡 12g，黄芩 10g，天花粉 15g，肉桂 10g，附子 6g，干姜 10g，牡蛎 20g，甘草 10g。7 剂，水煎服。

二诊：患者泄泻减为日一次，但仍不成形，腹痛减轻，腹胀依旧，嗳气依然，口干苦减轻，腹部怕冷感消失。前方加用枳壳 15g。

上方服 21 剂，诸症消失。

临证心得： 本案患者健脾无效，补肾助阳无效，疏肝醒脾也无效，问题何在？其方证在哪里？她究竟属于什么体质？

患者体形瘦长，烦躁易怒，右肋下不适，失眠，此为肝胆郁热证；腹胀、腹泻、喜暖、畏寒是脾阳不足之证。本患者上火下寒，胆热脾寒，属于柴胡桂枝干姜汤体质，其方证也属于柴胡桂枝干姜汤证（柴胡桂枝干姜汤的体质笔者在后面医案中会有详细介绍）。此方是小柴胡汤的一个变方，由小柴胡汤减去半夏、人参、大枣，加干姜、桂枝、牡蛎、天花粉而成，用于治疗少阳胆热兼太阴脾寒，气化不利，津液不凝所致的腹胀、大便泄泻、小便不利、口渴心烦、或胁痛控背、手指发麻、舌红苔白、脉弦而缓等症。体质既明，方证相符，疗效自是必然。本方加用附子，为加强振奋阳气的力量。

030 附子理中汤

治泄泻案

周某，男，45 岁，华北石油采油三厂职工。2009 年 7 月 5 日初诊。

患者形体微胖，肤色黯黑，精神疲乏，面有愁容。主诉腹胀、腹泻一年余，饮食稍有不慎即肠鸣腹泻，无腹痛，便无脓血，甚时每日泻五六次。曾服四神丸、附子理中丸、痛泻要方、苯乙哌啶等药物而无一效。余根据患者腹胀和面色忧郁而率然投以黄师之经验方八味解郁汤：

柴胡 12g，枳壳 10g，白芍 10g，半夏 10g，茯苓 20g，厚朴 10g，苏梗 10g，生姜 3 片，大枣 5 个，甘草 6g。5 剂，水煎服。

二诊：患者药后腹胀减轻，余颇自信嘱其再服 7 剂。

三诊：患者诉症状变化不大，且有失眠，口干苦，尤感腹部畏寒。余更方：

柴胡 12g，黄芩 10g，天花粉 10g，附子 10g，肉桂 10g，

牡蛎 20g，干姜 10g，甘草 6g。5 剂，水煎服。

四诊：前症依旧。余面对患者心怀内疚！无奈不得不静下心来，再次仔细查看患者。查其右关脉沉伏不出，重按至骨方得，此乃黄师所言之附子脉，查左脉亦无弦象。腹诊肋下也无硬满，咽喉望诊见咽喉深处有水液甚多，舌苔虽黄而舌质淡，综合分析此患者并无柴胡证，顿悟乃附子理中汤证，然前医投以附子理中丸药无效，恐药力未到之故。遂再以下方治之：

附子 30g（先下），党参 20g，白术 20g，干姜 10g，肉桂 10g，甘草 10g。5 剂，水煎服。

五诊：患者服药后腹泻较前增加，但排气增多，腹胀大轻，自觉甚是舒服，此乃积寒外泻之佳兆。嘱前方再进 10 剂。

六诊：大便成型日一次，精神振作，失眠无，腹部已暖。

临证心得：此病非是疑难病症，然几经周折方收佳效，实乃余孟浪之过也。查证不周，分析不细，焉会有效？此患者忧郁失眠等症，乃为病所苦，而非致病之因，苔黄亦假象也。此案之成功实得力于黄师之诊察法。附子脉为黄师临床之独到发现，咽喉诊为黄师继承江南朱氏伤寒之独家经验。临床所得颇有价值，当为我辈临床之一助。

031 五苓散
治腹泻案

张某，男，三十岁，河间市行别营乡张家庄村人。2011年10月9日初诊。

患者体形肥胖，主诉泄泻三年有余，每日三四次，便无脓血，无腹痛，食欲好，虽腹泻日久，但体重不减，平素喜饮酒，爱食肥腻之物。曾服用西药抗生素，偶尔好转。某中医认为其腹泻乃脾虚所致，处以参苓白术散治疗月余，效果不理想。刻下：患者面色红润有光泽，腹部凸起无压疼，口时渴，舌苔白腻，脉象滑而有力。处方：

茯苓30g，白术30g，猪苓15g，桂枝10g，泽泻20g。7剂，水煎服。

患者药后复诊，大便次数减少，感觉全身轻松。原方再进15剂。三诊患者大喜，自诉大便成型，日一次，主动要求再服15剂。半年后又来门诊，自诉上次服药后泄泻已无，但近日饮酒后又作，要求再服前方，遂开原方再投30剂。后患者打来电话，言半年中泄泻无反复。

临证心得：泄泻临床颇为多见，而对于慢性泄泻，西医治疗往往乏效。中医脏腑辨证则有脾虚者、肾虚者、肝郁乘脾者，经方治疗常用理中汤、四逆散取效者不少。但近年来随着人们生活水平的提高，暴饮暴食者增多，饮酒、嗜食油腻者大有人在，随之出现了一些泄泻的患者。其特点是体形肥胖，多伴有高血脂、脂肪肝等病，虽每日腹泻但体重却长而不减。西药抗生素治疗效果甚微，而运用中医传统之辨，论治于脾虚肾虚和肝郁也不会有效果。黄师在多年临床中发现，此类患者多为五苓散证，认为此方有很好的调节人体水液代谢和血脂的作用，临床应用屡收奇效！

032 附子理中汤加红花
治腹泻案

孙某，男，60 岁，河间市果子洼乡果子洼二村人。初诊于 2010 年 5 月 17 日。

腹泻五六年，曾做结肠镜和大便常规检查，未见异常。服用参苓白术散、补脾益肠丸、四神丸等药，效果亦不理想。刻下：患者体形中等，面色晦暗无光泽，大便每天三四次，伴腹满、腹痛、肠鸣，精神疲惫，乏力，喜暖畏寒，手足不温，食欲欠佳，不敢食用水果，怕吹电扇、空调。腹诊无压痛。舌苔水滑，脉象沉细。处方：

附子（先煎）6g，党参 20g，白术 20g，干姜 10g，红花 6g，甘草 6g。5 剂，水煎服。

二诊：腹泻无变化，余症皆存。再方：

附子 30g，党参 20g，白术 20g，干姜 30g，红花 6g，甘草 10g。5 剂，水煎服。

药后腹泻大轻，减少至每天一次，但大便仍然不成形，腹痛无，腹满轻，胃部觉暖。前方再服10剂。

三诊：腹泻无，大便成形，有力气，精神振作，全身温暖舒适。

临证心得：上案为典型的附子理中汤证。黄师运用此方的体质要求为：肤色灰暗无光泽，精神委靡，畏寒，无渴感，唾、涕、尿、胃酸等分泌物清稀量多，腹胀，大便清稀不臭，舌体胖大，舌苔水滑，脉沉。但治疗之初用附子理中汤后竟然无效，思其为药轻病重，积尺之冰需要猛火、大火方可融化。故再次疏方时，方中附子、干姜都用了30g。此处注意：两药皆先煎40分钟，以减轻毒性。火神郑钦安之法，可学可仿，但体质要明，方证要清，用药需慎，觉不可孟浪而为。《名医类案》记载，先贤治疗久治不愈的腹泻，在辨证论治的基础方药上，加用红花以活血化瘀；《医林改错》也有膈下逐瘀汤治疗腹泻之说，故根据久泻多瘀之论，笔者在附子理中汤的基础上加用了少量红花。

033 柴胡桂枝干姜汤合枳术汤
治胃溃疡、胆结石案

王某，女，72岁，河北省河间市邮电小区居民。于2013年3月2日初诊。

患者于两月前突然感觉胃脘胀满疼痛，右肋下亦疼痛胀满，恶心，胸闷，睡眠不好，无食欲，烦躁，口干苦。胃镜检查诊断为胃溃疡。B超检查：胆管结石。静脉点滴抗生素、口服奥美拉唑及胆石通等药效果不佳。刻下：患者中等体形，面红而憔悴。腹诊胃脘压痛，右肋下压疼。大便不畅，口苦，舌苔黄腻，脉弦数。处方：

柴胡20g，黄芩20g，半夏20g，枳壳25g，大黄15g，白芍30g，生姜3片，大枣5个。5剂，水煎服。

患者服第1剂药后，泻下若干，稍觉爽快；再进2剂，大便次数较多，而胃部和肋下疼痛不减。嘱其1剂药服用两天，坚持服完药物。

复诊：自我感觉不好，症状无明显改善。胃部胀满尤剧，恶心，口苦，舌苔同前。疏方：

半夏 10g，黄芩 10g，黄连 6g，干姜 6g，党参 10g，白芍 30g，柴胡 12g，枳壳 20g，大枣 5 个，甘草 6g。5 剂，水煎服。

三诊：患者疼痛稍轻，他症犹存。余颇感自责，惭愧之余，详细问询患者全部表现，后得知患者胃脘喜暖恶寒，后半夜疼痛胀满加重，看舌质竟然偏淡，右脉尺部偏沉而弱。不觉恍然大悟。处方：

柴胡 12g，黄芩 15g，天花粉 20g，牡蛎 20g，干姜 10g，桂枝 10g，附子 6g，枳壳 20g，白术 10g，白芍 30g，甘草 10g。5 剂，水煎服。

四诊：疼痛胀满大轻，恶心消失，有食欲，口干苦好转。既已中的，前法不变再进。

上方服用 21 剂后，在华北石油总部医院 B 超检查，结石已无，自觉症状尽消。

临证心得：此患者笔者先是辨病治疗，投以大柴胡汤，不仅无效且觉全身不适；后又辨证结合辨病，施以半夏泻心汤合四逆散，但仍旧让病家失望。几经周折，仔细辨别，忽然感觉到患者为柴胡桂枝干姜汤体质，遂据体质处方，竟然达到了理想的效果。方中枳术汤是治疗痞满的效方，故加用之。通过此例结石患者的治疗经过，笔者体会到，对于疑难病必须要审慎观察体质，明辨方证，决不能仅仅依靠辨病治疗，而且大病、久病要注意体质的寒热和正气的虚实。

034 大柴胡汤加连翘
治慢性胰腺炎案

何某，男，47 岁，河间市门庄人。2011 年 4 月 20 日初诊。

患者间断性上腹部疼痛、胀满，嗳气两年余。一年前因急性发作，住华北石油总医院，诊断为急性胰腺炎。经保守治疗好转后出院，但每逢饮食油腻后即发作。最近一个月发作频繁，上腹部胀痛，恶心，呃逆，大便不爽，饮食减退，口苦，曾在家静脉点滴抗生素，疗效不佳，遂转来我门诊求中医治疗。患者体形矮胖，面色红赤，上腹部有压痛，舌苔厚腻偏黄。处方：

柴胡 25g，黄芩 20g，半夏 10g，大黄 10g，白芍 30g，枳壳 20g，连翘 30g，生姜 3 片，大枣 5 个。

上方服用 7 剂后，疼痛胀满大轻，大便爽快，宗上方再进。服用 14 剂药后，诸症渐消，随访一年无复发。

临证心得：本患者明确诊断为胰腺炎，经常反复发作，西药治疗缺乏疗效。根据其体格强壮，上腹饱满胀痛，按压有明显压痛，腹肌紧张，嗳气，恶心，便秘等表现，笔者判断为大柴胡汤体质和大柴胡汤证。体质明确，方证典型，故收效满意。黄师经验：胰腺炎无论急性或慢性均可使用本方，药后大便通畅，上腹部胀满疼痛可以缓解，食欲增加，可以逐渐进荤食，并认为大柴胡汤是本病的专方、必效方。方中加用连翘以增加清热解毒之功。

035 柴胡桂枝干姜汤合当归芍药散治乙肝案

张某，男，35 岁，市招商局职工。2008 年 5 月 7 日初诊。

既往有乙肝"大三阳"病史三年，但 GPT 正常。近来因感冒劳累而全身乏力，腰酸，脘腹胀满，口苦舌苔黄腻，脉弦。化验检查"大三阳"：GPT400 单位。处方：

柴胡 12g，茯苓 20g，枳壳 12g，蒲公英 20g，白术 10g，虎杖 15g，泽兰 12g，白花蛇舌草 30g，丹参 20g，甘草 6g。

上方服用一个月，患者前述症状无变化，化验依旧，且增腹部肠鸣，畏寒，失眠等症。更方：

柴胡 12g，黄芩 10g，天花粉 15g，牡蛎 20g，干姜 10g，桂枝 10g，当归 10g，川芎 10g，茯苓 20g，泽泻 15g，白芍 15g，白术 20g，附子 10g，炙干草 6g。

上方服用一个月后，乏力好转，食欲增加，腰酸无，腹部暖，化验"大三阳"无变化，GPT100 单位。

效不更方，前方再进一个月。

药后患者全部症状消失，化验"大三阳"依旧，GPT38单位。

临证心得：患者初诊时，贸然以清热利湿、活血化瘀的时方治之，不仅无效，且致太阴虚寒证的出现即上热下寒之证。后经用柴胡桂枝干姜汤合当归芍药散治疗，却收到了意想不到的效果，充分体现了方证辨证的准确和经方的无穷魅力！黄师言：柴胡桂枝干姜汤在日本经常用于那些体质虚弱的患者。笔者体会，本方在临床应用极为广泛，而且效果非凡。临床把握要从患者整体状态、六经发展变化处着手为好。当归芍药散一方，黄师多用于腹痛、痛经、月经不调、肝炎、黄疸、肝硬化等病，常伴大便不成形、贫血、浮肿、头疼头晕、心悸等症。柴胡桂枝干姜汤合当归芍药散为胡希恕老临床善用之合方，黄师治疗肝病用此合方也有独到的经验。

036 四逆散合半夏厚朴汤
治肠易激综合征案

孙某，男，56岁，河间市米各庄镇小孙行石村人。

泄泻腹痛半年，伴眠差、腹胀、乏力，每因寒凉或恼怒时加重。大便日三到五次，大便常规未见异常，某医院诊为肠易激综合征。予以苯乙哌啶、附子理中丸等药治疗乏效。舌质淡，脉沉弦。处方：

柴胡12g，白芍18g，枳壳12g，半夏20g，厚朴10g，茯苓30g，苏梗10g，干姜10g，红枣20g，甘草6g。5剂，水煎服。

药后腹痛无，大便次数减少，睡眠好。续服5剂。

药后大便日一次，成形。

临证心得： 肠易激综合征临床以腹泻、腹痛出现者为多，西医疗效往往不佳；中医把此病归属于泄泻范畴，按传统脏腑辨证，慢性泄泻有脾虚者、肾虚者、肝郁乘脾者。黄师对于肝郁乘脾型者，多用四逆散合半夏厚朴汤，对于症见腹泻、腹痛，伴有精神变化者疗效很好。余应用体会，用此方要抓住患者的柴胡体质，病情随情绪波动而加重，脉弦为辨证要点。对于患者出现的喜暖怕冷之症，不要以为是阳虚所致，此多为气滞阳郁，而阳虚者脉象多沉弱。刘草窗之痛泻要方似无此方之方证明确，照顾全面。

037 八味活血汤
治顽固性呃逆案

吴某，男，27 岁，河北省河间市曙西小区居民。2013 年 5 月 7 日初诊。

患者三年前不明原因引起呃逆，医院诊断为膈肌痉挛，采取西药治疗效果不明显。曾在京津等地屡求中医治疗，或平肝降逆，或温阳散寒，或清热消食，竟无一效。每日除睡眠时，呃逆皆发作无已时，与人正常谈话亦不能，苦不堪言，烦恼之至。刻下：呃逆连声而不能自止，烦躁易怒，胸胁胀满，精神憔悴，睡眠欠佳，无口干口苦，无便秘。腹诊：右肋下硬满。舌下静脉粗紫，脉象弦涩。处方：

柴胡 12g，枳壳 20g，白芍 40g，当归 15g，川芎 10g，桃仁 10g，红花 10g，甘草 6g。7 剂，水煎服。

服药后呃逆大减，患者感觉爽快之至，言此是近三年来最舒服的几天。为巩固疗效，前方再服 5 剂。后患者告知已痊愈。

临证心得：张景岳说："呃逆之由，总由气逆。"因此呃逆治疗多从降气平逆着手，但是阳气的循环，无生则无降，无降亦无升，因此气滞血瘀影响气之升降也可发生呃逆。临床上常用旋覆代赭石汤、丁香柿蒂汤、五磨汤、橘皮竹茹汤等治疗，有效者，也有不效者。本案患者所用之方乃黄师之经验方八味活血汤。此方从清代名医王清任之血府逐瘀汤化裁而来。根据患者久治无效，胸闷烦躁，精神憔悴，舌下静脉粗紫，右肋下硬满等症，笔者诊为八味活血汤证。《医林改错》载血府逐瘀汤："无论伤寒、瘟疫、杂症，一见呃逆，速用此方，无论轻重，1剂即效，此余之心法也。"笔者临床用黄师八味活血汤治疗数例呃逆，其中白芍用量偏大，取芍药甘草汤之意，皆效果良好，证明王清任所言非虚。此例患者为最典型者焉！

038 八味除烦汤合八味解郁汤
治便秘案

韩某，女，32岁，河间市新华路一手机店老板。2013年3月14日初诊。

患者主诉便秘五六年，大便三四天一次，大便干硬，便时费力，伴腹胀、心烦、出汗、爱急躁、易紧张、失眠等症。曾服芦荟胶囊和麻仁滋脾丸，效果不好；又服用滋阴润肠等中药汤剂，也未见效。患者体形偏胖，面红耳赤较为明显，唇红、咽喉充血。腹诊：右肋下有轻微压痛。舌苔黄腻，脉象弦滑。处方：

柴胡12g，枳壳20g，白芍60g，半夏20g，厚朴20g，茯苓20g，苏梗15g，栀子15g，连翘20g，黄芩20g。

患者服用上方5剂后，大便两日一次，感觉爽快，腹胀、心烦、出汗等症大为减轻。再方：

柴胡12g，枳壳20g，白芍100g，半夏20g，厚朴20g，茯苓20g，苏梗15g，栀子15g，连翘20g，黄芩20g。

患者服上方5剂后，大便日一次且不硬，感觉舒服。余症也随之消失。随访三个月无复发。

临证心得： 现代临床便秘患者越来越多，西医无有效治疗方法，大多求治于中医。但中医分型复杂，如不仔细辨别病证，有时效果也不理想。中医脏腑辨证有热结者、有气滞者、有阴血亏虚者、有气血不足者，然大多中医皆以泻下之法疗治，初则有效，继而症状依旧。经方医学着眼于体质调理，对于此病多从根本体质入手。笔者根据此例患者肥胖、惊恐、爱急躁、易思虑、浮躁、汗出、右肋下压疼等表现，辨为半夏体质和柴胡体质的综合体，从而应用黄师验方八味除烦汤合八味解郁汤。方中白芍量大亦来自黄师经验，黄师认为"大剂量白芍有润肠通便之功，且安全可靠"。此例验之，疗效确实。

039 柴胡加龙骨牡蛎汤合栀子厚朴汤治冠心病案

金某，男，61岁，河间市六街人。2009年3月15日初诊。

患者冠心病史2年。近来心悸、胸闷加重，并感乏力，服消心痛片、丹参滴丸效果不佳。余投以黄芪桂枝五物汤加丹参、葛根亦未效。仔细诊察：患者情绪紧张，坐卧不宁，寐差，腹胀，苔薄腻，脉弦。处方：

柴胡12g，黄芩10g，半夏10g，党参10g，大黄3g，茯苓20g，龙骨30g，牡蛎30g，桂枝10g，栀子10g，厚朴10g，枳壳10g，生姜3片，大枣20g。7剂，水煎服。

药后心悸、胸闷缓解，睡眠改善。前方迭进21剂，患者感觉已无任何不适。

临证心得： 冠心病属于中医之胸痹，传统疗法多用活血化瘀、益气补血、理气化痰等法。本病例西医给予扩血管药物治疗无效，余又以补气活血处之也无效，其根本原因在于忽视了患者的柴胡体质，以致曲折难愈。黄师临床常用柴胡加龙骨牡蛎汤合栀子厚朴汤治疗那些柴胡体质出现胸闷、心悸、失眠、腹胀焦虑等方证的患者。余据此而予以患者此合方，最后诸症皆安。

040 黄芪桂枝五物汤合温胆汤 治冠心病案

石某，女，64岁，河间市一街人。2012年11月7日初诊。

患者近一个月来，胸闷，心悸，气短，出汗，乏力，动则加剧，四肢松软，下肢水肿，伴头晕、失眠多梦，腹胀，易激动。既往有10年冠心病史。常服消心痛、丹参滴丸、阿司匹林等药，又服用血府逐瘀汤数剂，皆效果不明显。今来我门诊治疗。患者面色黄暗无光泽，舌苔白腻，舌下静脉粗紫，腹诊胀满无抵抗，下肢水肿，无静脉曲张，脉滑而无力。处方：

黄芪60g，桂枝10g，赤芍30g，川芎10g，葛根30g，生姜3片，大枣5个。5剂，水煎服。

二诊：药后症状无缓解，而且失眠严重，如睡眠好症状则会减轻，心情郁闷至极。调整治疗方案如下：

黄芪60g，桂枝10g，赤芍30g，陈皮20g，半夏20g，茯苓20g，枳壳20g，竹茹15g，川芎10g，葛根30g，生姜3片，大枣5个。5剂，水煎服。

三诊：胸闷、心悸、气短等症大轻，睡眠改善，头晕缓解。继续以前方调治一个月，反馈效果良好。心电图缺血表现亦有好转。

临证心得： 本案为冠心病的患者，根据辨病治疗的思路很多医生会用活血化瘀的治疗方法。如果患者确实属于瘀血实证必然有效，但若患者因气虚血瘀所致，那么一味用活血化瘀之法治疗不仅无效，且会使患者体质更加虚弱，以至于越来越重，发展到非常被动的局面。此案患者面色黄暗，肌肉松软，多汗，水肿，显然为黄芪体质；同时患者舌下静脉粗紫，有瘀血证的存在，所以笔者在治疗之初，根据辨病、辨体和辨证的方法，应用了黄芪桂枝五物汤加川芎和葛根，出人意料的是患者药后无效。无效必然有其原因，后发现此患者大眼睛，目光敏捷，爱头晕、多梦，容易激动、思虑，遂恍然大悟，原来此患者是黄芪体质和半夏体质的复合体，因此在黄芪桂枝五物汤的基础上合用了温胆汤，一方补气活血，一方化痰除湿，病体结合，病症结合，方化险为夷。

041 黄芪桂枝五物汤合真武汤治冠心病心衰案

李某，女，65 岁，河间市九吉乡前留守村人。

素有冠心病史 3 年。于 2007 年春节前因阵发性前胸憋闷疼痛，双下肢水肿而住进某市人民医院，诊断为冠心病心衰。经强心、利尿、扩血管等药物治疗，不见明显好转，主动要求回家过春节。春节后正月初五夜，前证突然加重，经人介绍邀余诊治。刻下：胸部憋闷、疼痛，心悸，端坐呼吸，不能平卧，四肢觉凉、紫绀，双下肢指凹性水肿。观其体形肥胖，肤白而松软，为黄芪体质；舌质紫，苔水滑，为干姜舌；脉象沉细为附子脉。处方：

附子 30g（先下），干姜 30g，白术 20g，黄芪 25g，桂枝 20g，赤芍 20g，茯苓 60g，桃仁 15g，丹皮 6g，生姜 30g，炙甘草 10g。1 剂，水煎急服。

二诊：药后下尿较多，憋闷、疼痛、心悸缓解，前方加丹参 30g，再进 5 剂。憋闷、疼痛大轻，已能平卧睡眠，紫绀

81

好转，四肢有暖意，水肿亦减。唯感心悸、乏力。施方：

附子30g（先下），干姜30g，白术20g，黄芪30g，桂枝20g，白芍15g，茯苓60g，桃仁10g，丹皮6g，生姜30g，炙甘草10g。7剂，水煎服。

三诊：憋闷、疼痛无，心悸好转，紫绀无，水肿轻微，仍觉无力，且伴胃脘胀满，纳呆。

附子15g（先下），干姜15g，白术20g，黄芪30g，桂枝20g，白芍15g，茯苓30g，桃仁10g，丹皮6g，陈皮10g，炙甘草10g。7剂，水煎服。

四诊：水肿无，饮食有增。

黄芪30g，桂枝20g，白芍15g，茯苓30g，桃仁10g，丹皮6g，陈皮10g，炙甘草10g。10剂，水煎服。

药后患者家属来告，患者已能自己出入，一般情况可。

临证心得：该患者实属危重症，在西药治疗乏效的情况下，用大剂中药竟然收到了出人意料的效果。如果没有体质的辨证，如果没有方证的合拍，岂敢贸然重剂，岂能收效如此迅速。本病例运用了黄芪桂枝五物汤合真武汤。黄师常将两方结合，用于慢性充血性心功能不全，施用于那些黄芪体质、精神委靡、畏寒肢冷、心悸气短、小便不利、头晕浮肿的患者。笔者体会，一旦方证明确，附子必须重用，否则疗效不佳，贻误病情。

042 柴胡加龙骨牡蛎汤合栀子厚朴汤
治心悸案

张某，女，57 岁，华北石油三部居住。2012 年 8 月 25 日初诊。

两年来时有胸闷、心悸，劳累和生气时加重，发作严重时瘫倒在地，不能起立。医院检查诊断为冠心病、心律不齐。予以消心痛、阿司匹林、丹参滴丸治疗，患者服用后效果不著。刻下：心中悸动不安，胸闷，感到有热气突然上冲，咽喉窒塞，呼吸困难，头晕脑胀，汗出，眠差，多思善虑，急躁易怒，惊恐不安。曾在医院服用归脾汤、天王补心丹、酸枣仁汤等补气、养血、宁心等中药，感觉无丝毫疗效，无奈来我处诊治。患者身材中等，面色暗淡无光。腹诊：右肋下不适。舌苔黄腻，脉象弦数。处方：

柴胡 12g，黄芩 10g，半夏 20g，党参 10g，桂枝 10g，茯苓 20g，大黄 3g，龙骨 30g，牡蛎 30g，栀子 10g，枳壳 10g，厚朴 10g。

服药7剂，心悸、胸闷大轻，上冲感及燥热明显减轻。继服前方21剂，诸症消失。

临证心得： 心悸为心病，自当从心治，然用补心之药为何无效呢？笔者依照黄师之诊治思路，舍病求体，据体寻证，完全摒弃脏腑辨证的思路，且不管它是什么心脾两虚、心阴不足、痰浊扰心或气滞血瘀。有其体，辨其体；有其证，求其证；辨在当下，寻求真实，排除臆测。患者体型中等，神情忧郁，柴胡体质是也；胸满、心烦、惊恐不安，柴胡龙骨牡蛎证是也；心烦、卧起不安，栀子厚朴汤是也。方体结合，方证相符，终收良效。

043 八味解郁汤合八味活血汤
治胁痛案

张某，女，53 岁，河间市尊祖庄村人。2009 年 9 月 16 日初诊。

患者身材高大，肥胖。主诉胁痛 1 年，伴胸闷、嗳气、眠差。沧州中心医院诊断为肋神经痛，服多种止痛药皆无效。右肋下满硬，舌体胖大，舌下静脉偏紫而粗，脉弦滑。处方：

柴胡 12g，枳壳 20g，白芍 20g，赤芍 20g，当归 12g，川芎 10g，桃仁 10g，红花 10g，半夏 10g，厚朴 20g，茯苓 20g，苏梗 10g，生姜 3 片，大枣 5 个。7 剂，水煎服。

二诊：胁痛减，胸闷轻，嗳气无，睡眠改善。效不更方，再进 15 剂。结果：痊愈。

临证心得：本案处方为黄老师经验方八味解郁汤合八味活血汤。两方合方适用于柴胡体质和半夏体质而有瘀血者。该患者为柴胡体质和半夏体质的综合体，因病程迁延不愈而形成瘀血。处方于体吻合、于证吻合，故药到病除。

044 八味除烦汤
治胸闷案

孔某，男，45 岁，河间市六街人。2010 年 4 月 9 日初诊。

近四年来间断性发作胸闷，做心电图和胸片检查均无异常。他医怀疑冠心病，曾予服补气升阳和活血化瘀之中药，效果不佳。刻下：胸闷，自觉气息既不能上又不能下，憋闷至极；腹胀，懊恼，烦躁，精神疲惫，痛苦万分，无食欲，睡眠质量不高，梦多；平日多疑，爱生气，无心悸和胸痛，无咳嗽和痰液。患者自诉衰弱至极，脾肾皆虚。体形中等，面色油光，咽喉望诊有充血，舌苔白腻，脉滑数。处方：

栀子 10g，半夏 20g，厚朴 20g，茯苓 20g，黄芩 15g，苏梗 15g，枳壳 20g。5 剂，水煎服。

药后胸闷顿减，食欲好，精神安定。前方再服 5 剂而安。后又时有发作，皆用上方调理，见效迅速，患者较为满意。

临证心得： 胸闷一症首先要排除心肺疾病，本案患者心肺检查无异常，可知为功能性疾病。前医因患者气短胸闷，疲怠无力，故用补气升阳之药，按气虚下陷治疗，结果无效；又疑冠心病以活血化瘀之法治疗，结果也不佳。当此时，必须要辨明患者体质，而且要在抓主证的同时，仔细寻找主证的伴随症状。望诊此患者面色油光，咽喉充血，提示患者有热，绝非虚证。黄师经验：皮肤有无光泽是反映虚实的重要依据，脸红有油光多实证、热证，而皮肤暗黄少光，则多虚证、寒证。黄师认为黏膜也是反映疾病寒热的重要窗口，所以黄师临证时多观察患者面色、嘴唇、眼结膜、咽喉是否充血，以此来判断是否使用清热药。此患者胸闷、多疑、多梦是半夏体质的表现，根据黄师验方八味除烦汤的典型方证之胸闷、烦躁、腹胀而应用了此方。

045 大柴胡汤合黄连解毒汤
治脑出血合并脑梗死案

任某，女，80岁，河间市邱庄村人。

患者体形健壮肥胖。于 2008 年 8 月 5 日突然右侧肢体瘫痪，急诊于某人民医院。CT 检查诊断为脑出血合并脑梗死。患者家属因家庭经济困难要求回家治疗，主治大夫认为此病病情复杂，治疗棘手，予以甲氰咪呱、胞二磷胆碱、能量合剂等药物。患者回家后服药两天无效，经人介绍求余诊治。患者既往有高血压、便秘病史二十多年。刻下：患者右侧肢体瘫痪无力，头疼，恶心，血压 180/100mmHg，肌力为 0 级，伴精神烦躁，纳差，睡眠少，发病后一直无大便，唇红，舌苔黄燥，脉象弦滑有力。处方：

柴胡 12g，黄芩 20g，半夏 15g，大黄 15g，枳实 25g，芒硝（冲服）12g，黄连 10g，黄柏 10g，栀子 10g，白芍 30g，甘草 6g。1 剂，水煎服。

二诊：药后患者大便 3 次，头疼无，恶心消失，血压

160/100mmHg，有食欲，但右侧肢体无变化，仍旧烦躁不安。

柴胡 12g，黄芩 20g，半夏 10g，大黄 10g，枳实 25g，芒硝（冲服）10g，黄连 10g，黄柏 10g，栀子 10g，白芍 30g，龙骨 30g，牡蛎 30g，甘草 6g。4 剂，水煎服。

药后患者大便日两次，烦躁大减，右侧肢体肌力 2 级，食欲好，睡眠佳，予以前方再进 4 剂。

三诊：患者肢体肌力恢复到 3 级，已能起床。大便每日两到三次，精神烦躁反复。调方：

柴胡 12g，黄芩 20g，半夏 10g，大黄 8g，枳实 25g，芒硝（冲服）10g，黄连 10g，黄柏 10g，栀子 10g，白芍 30g，龙骨 40g，牡蛎 40g，厚朴 10g，甘草 6g。4 剂，水煎服。

四诊：患者肌力恢复到 4 级，由人搀扶已能下地活动，大便日两次，烦躁轻。再方：

柴胡 12g，黄芩 15g，半夏 10g，大黄 6g，枳实 15g，芒硝（冲服）6g，黄连 6g，黄柏 10g，栀子 10g，白芍 30g，龙骨 30g，牡蛎 30g，厚朴 10g，甘草 6g。4 剂，水煎服。

药后患者家属来告，患者瘫痪肢体较前又有恢复，血压 160/100mmHg，一般情况可，CT 复查病灶大有减轻。嘱停中药汤剂，加强肢体功能锻炼，密切注意身体变化。

临证心得：以前也曾用中药治疗过一些中风的患者，皆用脏腑辨证，感觉效果不佳。近来用体质与方证辨证，然后合用经方，治疗了几例中风患者，发现效果比脏腑辨证和时方治疗要好得多，此例为最典型者。该案应用了大柴胡汤合黄连解毒汤。黄师经验：两方合用对于有高血压、高血脂、脑血管等病，辨证属于实证、热证者有很好的疗效，但体格必须壮实。实践证明，信然！

046 大柴胡汤合桂枝茯苓丸
治脑动脉硬化案

张某,女,56岁,河间市十街人。2012年11月9日初诊。

患者体形高大肥胖,面色红润。两年来每日头晕,时有头痛,全身乏力,脾气暴躁,失眠,胸闷嗳气,大便不爽。既往有高血压、高血脂病史5年。每日服用硝苯地平和肠溶阿司匹林,血压不稳定。医院诊断为脑动脉硬化。静脉点滴川芎嗪7天无效。服用平肝潜阳和祛痰化湿之中药,效果不佳。腹诊:上腹部按之痛。腿诊:下肢粗糙色暗。舌下静脉粗紫,舌苔黄腻,脉弦涩。处方:

柴胡20g,黄芩15g,半夏10g,枳壳20g,大黄10g,桂枝10g,赤芍30g,茯苓20g,丹皮10g,桃仁10g,生姜3片,大枣5个。5剂,水煎服。

药后大便爽快,头晕顿减。再服5剂,诸症大轻。

临证心得: 脑动脉硬化一病,中医传统辨证多归为眩晕的范畴。古人对此有详细的阐述,或曰"诸风掉眩皆属于肝",

或曰"无火不做眩"，或曰"无痰不做眩"，诸多论断，纷繁不一，让人无所适从。经方医学否认臆测，客观而实际。本患者曾用平肝潜阳之法和祛痰化湿之中药无效。笔者根据患者体格强健、肌肉丰满、大便不爽、血压偏高、血脂偏高等表现辨为大黄体质，又因其有舌下静脉粗紫、下肢粗糙的表现诊为瘀血证。故选用了大柴胡汤合桂枝茯苓丸。黄师经验：大凡形体壮实、心下按之满痛的患者，多半都要考虑使用大柴胡汤。

047 温胆汤合桂枝茯苓丸
治脑动脉硬化案

周某，女，63 岁，河间市胜利路居民。2013 年 5 月 10 日初诊。

患者体形肥胖。主诉眩晕两个月，伴胸闷、心悸、失眠、胃胀，爱激动，爱思虑，遇事敏感多疑。既往有冠心病史 3 年。常年口服丹参滴丸，近来因头晕而静脉点滴红花注射液 7 天，感觉效果不佳。医院 CT 检查无异常，血流变报告：高血黏证。颈颅多普勒检查有脑血管痉挛。颈椎 X 光片检查正常。最后诊断为脑动脉硬化。舌苔白腻，脉象弦滑。处方：

陈皮 20g，半夏 20g，茯苓 20g，枳壳 20g，竹茹 15g，甘草 6g。7 剂，水煎服。

二诊：患者心悸、失眠、胃胀有所好转，头晕依旧。看患者面色黯，舌下静脉粗紫。调整处方：

陈皮 20g，半夏 20g，茯苓 20g，枳壳 20g，竹茹 15g，桂枝 10g，丹皮 10g，赤芍 30g，桃仁 15g，甘草 6g。7 剂，水

煎服。

三诊：眩晕大轻，前方续服14剂，自觉症状消失。

临证心得：本例患者体形肥胖，眩晕，胃胀，失眠，爱激动和思虑。笔者最初辨为半夏体质，给予温胆汤治疗，但效果不好。后来发现患者面色黯，舌下静脉粗紫，又结合患者西医高血黏证、脑血管痉挛、脑动脉硬化的诊断，于是在前方基础上加用了桂枝茯苓丸，以增强活血化瘀的作用，结果疗效尚佳。本案给笔者的体会是：临证中辨别体质和方证固然重要，但也不要忽视辨病的治疗。黄师"方—病—人"三角的辨证需要综合运用，巧妙舍取，去粗取精，去伪存真，由此及彼，整体考虑，既要注意主要矛盾，又要重视基本矛盾，若此，或可提高临床疗效。

048 黄芪桂枝五物汤加味
治眩晕案

吴某，女，63 岁，形体偏胖。河间市十街人。

眩晕两个月，劳累后加重，面黄，无恶心、耳鸣、失眠等症。西医诊断脑动脉硬化。静脉点滴维脑路通 15 天，效果不显。舌淡苔薄，咽不红，腹部大而柔软，脉象沉细。处方：

黄芪 60g，肉桂 10g，赤芍 30g，川芎 15g，葛根 80g，干姜 5g，大枣 20g。5 剂，水煎服。

药后眩晕大轻，力气增加。再用前方 5 剂，眩晕消失。

临证心得：该患者面黄体胖，腹大而软，为黄师所言之黄芪体质。黄芪桂枝五物汤为《金匮要略》治疗血痹的专方，黄师多用此方治疗心脑供血不足之证。根据体质情况黄芪可以适当量大。黄师在《张仲景五十味药证》中提到川芎、葛根可以改善脑部供血，故加用之。葛根一药余体会剂量必须要重用，否则疗效不佳。此药运用较为安全，只要出现药证就可大胆用之。

049 大柴胡汤合泻心汤

治眩晕案

陈某，男，65岁，体型粗壮。

近一月来眩晕头痛，偶有恶心，梦多心烦，口苦，面红，语音响亮，腹部充实，大便不爽。舌红苔黄腻。脉弦数。血压180/100mmHg，既往有高血压病史十余年，平日血压皆在150/90mmHg左右。服寿比山、心痛定等降压药物疗效不佳。在沧州中心医院住院一周，血压时降时高。处方：

柴胡12g，黄芩20g，黄连6g，大黄15g，枳实20g，白芍30g，半夏10g，生姜3片，大枣20g。5剂，水煎服。

复诊：眩晕头痛轻，恶心无，大便爽利。血压160/95mmHg，前方加黄柏10g，栀子10g，再进5剂。

三诊：诸症大有缓解。血压150/90mmHg。

患者为调理体质，上方间断服用一个月，感觉血压平稳，精神愉悦。

临证心得： 高血压病为目前之常见病，余以前多用脏腑辨证，所用处方多平肝潜阳，清热化痰，感觉疗效平平。黄师对高血压的治疗强调体质辨证和病的辨证。对于体格壮实、上腹硬满、伴有恶心便秘者多用大柴胡合泻心汤或黄连解毒汤治疗。余反复实践，效果很好，但要注意方中大黄和白芍量要稍大，其药效必须达到日大便两次为佳。

050 温胆汤合栀子厚朴汤

治失眠案

高某，女，56 岁，河间市榆林庄村人。2009 年 9 月 25 日初诊。

患者形体丰满，面色滋润光滑。主诉失眠 5 年，每夜睡眠在三四个小时左右，伴心烦意乱、多梦、健忘、心悸、头晕等症。曾在他处服用镇静安神等中药多时而无效。问之平日恶心、晕车。腹诊：上腹部硬满。舌苔白，脉有滑象。处方：

陈皮 10g，半夏 10g，茯苓 20g，枳壳 12g，竹茹 12g，栀子 10g，厚朴 10g，甘草 6g。7 剂，水煎服。

二诊：寸效未见，思之从体质、方证辨证应该准确，为何无效？恐药物剂量不足，于是调整为下方：

陈皮 30g，半夏 50g，茯苓 40g，枳壳 30g，栀子 10g，厚朴 20g，竹茹 12g，甘草 6g。7 剂，水煎服。

三诊：患者诉药后睡眠大好，已能睡眠 6 小时左右，且梦少心悸轻，原方再进 15 剂。

四诊：睡眠已到七八小时，精力旺盛，心情愉快。家人云：与以前相比简直判若两人！

临证心得： 当代社会多元化，事业艰难，生活琐碎，人情复杂，以致很多人多思善虑，精神负担加重，从而失眠者增加。西医治疗不仅效果不佳而且副作用人人皆知，无奈之下希望用中医治疗。时下一些中医亦体质不分，脉象不察，杂药乱投，多用枣仁、远志、朱砂等安神镇静之药，然收效甚微。对于该患者余运用黄师经验辨半夏体于前，认温胆证、栀子厚朴汤证从后，结果竟无疗效。经再三斟酌考虑辨证应该无误，遂以原方大剂量治之，收到了很好的效果。笔者以前根据家传经验，治疗失眠亦爱运用温胆汤，但剂量平平，自随黄师侍诊后，发现老师运用该方治疗顽固性失眠剂量偏大，尤其是半夏，黄师经验该药大剂量应用有很好的镇静催眠作用。经此病例可见黄师经验可靠，值得学习和反复运用。古人云"中医不传之秘在量"，信然！

051 八味活血汤

治失眠案

于某，女，36岁，河间市一街人。2009年10月3日初诊。

形体中等，失眠多梦3年，每夜睡眠两三个小时，醒后难眠，深以为苦，并有烦躁、忧郁、健忘等症。舌苔白，脉象弦滑。处方：

柴胡12g，黄芩10g，半夏10g，党参10g，大黄3g，茯苓29g，桂枝10g，龙骨30g，牡蛎30g，甘草6g。7剂，水煎服。

药后未见丝毫变化，又据惊恐不安之症处以下方：

黄芪25g，党参20g，半夏20g，远志15g，茯苓20g，陈皮10g，枳壳10g，竹茹12g，石菖蒲10g，麦冬10g，五味子10g，甘草6g。7剂，水煎服。

复诊依然无效。奈何再次详细诊察患者，蓦然发现患者有熊猫眼之症，双小腿亦粗糙有皮屑。腹诊：患者上腹胀满。另外患者自诉素日便秘，3～5天一次，干燥难解，痛苦莫名。

余恍然顿悟，毅然处以下方：

柴胡 12g，枳壳 30g，白芍 60g，赤芍 30g，川芎 10g，桃仁 10g，红花 10g，当归 50g。7 剂，水煎服。

药后患者复诊，诉睡眠有所改善，大便两日一次，较为舒畅。前方续服 21 剂。

随访睡眠已有 6 小时，大便尚可。

临证心得： 失眠一病临床不仅常见，更是难治，往往病家失眠而医者因为治疗乏效也会失眠，非亲身经历者难有此深刻体会。该患者余初用柴胡加龙骨牡蛎汤无效，又投十味温胆汤也无效。面对病家信任之情，羞愧有加。当细心全面诊查患者时，发现患者有熊猫眼、下肢粗糙、便秘等瘀血指征，遂投黄师验方八味活血汤治疗，结果睡眠好转，便秘改善。活血化瘀法治疗失眠，古人经验颇多。前有清代医家王清任，后有民国范文甫，当代何绍奇先生也多用之。随黄师抄方，读黄师医案，黄师对于一些用安神镇静药治疗乏效的患者，会仔细寻求瘀血指征，然后用八味活血汤治疗。此患者因有便秘，故方中加重了白芍和当归的剂量，而减去甘草。此方奥妙，宜细心体会之。

052 柴胡加龙骨牡蛎汤
治失眠案

张某，男，33 岁，河间市刘标村人。2013 年 10 月 11 日初诊。

患者中等身材，因家务繁杂而致失眠年余，曾服用安定、柏子养心丸等药，无效；又服中药归脾汤也无效果。刻下：失眠，一夜仅睡 2 小时，乱梦纷纭，醒后不易入睡，烦躁易怒，心悸，胸闷，头晕，纳差，口苦咽干。腹诊：右肋下满硬。舌苔薄白，脉沉弦。处方：

柴胡 12g，黄芩 10g，半夏 10g，党参 10g，大黄 3g，肉桂 10g，茯苓 20g，龙骨 40g，牡蛎 40g，干姜 5g，大枣 5 个。10 剂，水煎服。

二诊：睡眠增加 3 小时，余症亦减。守方再进 15 剂，已能安然入睡 7 小时，伴随症状随之消失。

随访 2 个月，未见反复。

临证心得：笔者所开处方为《伤寒论》之柴胡加龙骨牡蛎

汤。柴胡加龙骨牡蛎汤见于《伤寒论》107条:"伤寒八九日下之,胸满,烦惊,小便不利,谵语,一身尽重,不可转侧者。"黄师多用此方用于抑郁症、焦虑症、精神分裂症等病。体质要求:体格中等或偏瘦,营养状况中等,面色黄或白,抑郁神情,主诉以自觉症状为多,但体检无明显器质性改变,大多有明显疲劳感,并伴有睡眠障碍,便秘或腹泻,或周身肌肉疼痛,按压胁下有明显抵触或疼痛,脉象多弦。笔者体会,临床中失眠一证病程缠绵,症状复杂,或补或清,皆非善法,要注意柴胡加龙骨牡蛎汤证的存在,此方攻补兼施,寒热并投,为经方中和法之代表方剂,可谓治疗失眠之良方。

053 温胆汤加麻黄

治抑郁症案

郭某，女，62岁，河北省河间市人。2010年10月15日初诊。

患者近两年来不明原因出现精神疲惫，郁郁寡欢，多愁善感，对生活失去兴趣，医院诊断为抑郁症。服用抗抑郁西药效果不佳，无奈投中医治疗。患者体形胖大，表情木然，两眼呆滞，目光迟钝，头晕，饮食减少，睡眠差，多噩梦。舌苔黄腻，脉象滑而有力。处方：

陈皮20g，半夏20g，茯苓20g，枳壳15g，竹茹12g，甘草6g。7剂，水煎服。

二诊：药后全身稍觉轻松，各种症状依旧。调方：

陈皮30g，半夏30g，枳壳30g，茯苓30g，竹茹15g，甘草6g。15剂，水煎服。

三诊：患者睡眠好转，噩梦少，食欲有所增加。但依旧精神委靡，情绪低落。疏方：

陈皮 50g，半夏 60g，茯苓 60g，枳壳 30g，竹茹 15g，麻黄 10g，甘草 6g，21 剂，水煎服。

四诊：患者出现难得之笑容，目光较以前敏锐许多，睡眠渐觉踏实，开始料理简单家务。原方再服 15 剂。

随访，患者药后不适尽消，两年来无反复，目前在一家小区做清洁工作。

临证心得： 时下门诊中抑郁的患者在逐渐增多，西医治疗往往不尽如人意，而求治于中医者很多，但临床上症状复杂，往往辨证不清，使临床医生颇感茫然。据黄师经验：体形肥胖的抑郁患者多有温胆汤证，因为大多属于黄师所谓的半夏体质，即传统中医所谓的痰湿之证。此例患者让人一看便知是半夏体质，其多梦、头晕、纳差，也是温胆汤证，但起初运用温胆汤效果并不明显，因为笔者用药剂量过于保守。黄师常说对于体质明、方证清的患者要敢于用大剂量药物，尤其半夏一药，大剂量应用有很好的催眠镇静效果，如果常规剂量，恐难收佳效。此案加用麻黄也是黄师独到的经验！他认为麻黄可使人精神兴奋，对于情绪低落、偏寒无热的抑郁患者加用之会有很好疗效。临床验证，果如其言。

054 麻黄附子细辛汤合温胆汤
治精神委靡案

王某，女，28岁，河间市畜牧局职工。2009年4月29日初诊。

近两个月来不明原因出现精神委靡，乏力，头晕，嗜睡，易惊，多梦，腰痛，西医检查无异常，苔白腻，脉沉而滑。处方：

陈皮10g，半夏10g，茯苓20g，枳实12g，竹茹12g，麻黄10g，附子6g，细辛5g，甘草6g。5剂，水煎服。

药后精神振奋，较前有力，腰痛减轻，梦少。

临证心得： 麻黄附子细辛汤为《伤寒论》太少两感之方。黄师经验：此方是温热止疼兴奋剂，不仅可用于身痛，还可用于疲劳、嗜睡等症。该患者因有头晕、多梦、易惊，故用温胆汤，合麻黄附子细辛汤以治精神委靡，乏力身痛，疗效尚属满意。不过笔者积累病例不多，长期疗效也待追踪观察。

055 温胆汤

治神经性耳鸣案

马某，女，54岁，河间市果子洼村人。

半年来不明原因地出现两耳耳鸣，声响如蝉，伴头晕、心烦意乱、多梦失眠。华北石油总医院诊断为神经性耳鸣，予以谷维素、健脑片等药物治疗无效。苔白，脉弦滑。处方：

柴胡12g，黄芩10g，清半夏10g，党参10g，大黄3g，龙骨20g，牡蛎20g，肉桂10g，茯苓20g，生姜3片，大枣20g。7剂，水煎服。

二诊：丝毫未效。守方再进5剂。

三诊：仍无明显变化。余再观患者体质，体型肥胖，皮肤光滑，患者诉噩梦多，偶有恶心。恍然大悟，改方：

陈皮10g，半夏20g，茯苓20g，枳实20g，竹茹12g，甘草6g。7剂，水煎服。

四诊：耳鸣大轻，睡眠较以前好。效不更方，再进15剂。

后介绍他人来诊，知已痊愈。

临证心得：神经性耳鸣西医治疗多效果不佳；黄师治疗此病常用经方，有柴胡加龙骨牡蛎汤、酸枣仁汤、除烦汤、温胆汤等。余治疗该患者初用柴胡加龙骨牡蛎汤无效，乃体质不明之故。黄师说，经方方证包括体质和疾病，有时按证用药后效果不佳，就要注意从体质或病着手。本患者体胖，皮肤细腻，噩梦恶心，显然是半夏体质，而余体质不明，竟以柴胡加龙骨牡蛎汤治疗，南辕北辙，岂能收效？

056 八味活血汤
治偏头痛案

赵某，女，46 岁，河间市小赵庄人。左侧偏头痛一年余，近一个月来加重，服麦角胺咖啡因无效。发作时以头撞墙，痛不欲生，伴心烦意乱、胸闷叹息，舌黯、苔薄，脉弦涩有力。处方：

柴胡 12g，枳壳 15g，白芍 30g，赤芍 30g，桃仁 10g，红花 10g，川芎 30g，当归 12g，甘草 6g，4 剂，水煎服。

二诊：头痛若失，欣喜异常，颇感惊讶。前方再进 4 剂，巩固疗效。

随诊 3 个月，头痛未作。

临证心得：上方为黄师经验方八味活血汤，是从王清任的血府逐瘀汤变化而来，体质要求多为柴胡体质合瘀血体质；多表现为疼痛部位固定，久治不愈，胸闷易怒，失眠等症；查体面色多黯，皮肤干燥有鳞屑，舌质紫，脉弦等。余体会此方标本兼治，用四逆散疏肝解郁以治本，用当归、川芎、桃仁、红花活血止疼而治标，能迅速解决主要矛盾，比单纯解郁或通窍止疼效果更理想。方中川芎，张元素认为上行头目，下行血海，为治疗头痛之要药；清代陈士铎经验：此药治疗头痛要重用，少则效差，唯热证者当忌。诚是经验之谈！

057 吴茱萸汤合苓桂术甘汤加半夏治头痛案

于某，男，12 岁，河间市一实验小学学生。2010 年 6 月 3 日初诊。

患者不明原因头痛 3 个月，多次去医院检查，无异常发现。曾服多种止疼药，偶有缓解，过后如旧。父母为此百般苦恼，经人推荐来我门诊治疗。刻下：面色暗淡无光，头痛伴恶心、呕吐清水，胃脘胀满，食欲差，四肢有冷感，喜暖畏寒，无鼻塞流涕等症。舌苔白，脉象偏沉。处方：

吴茱萸 6g，半夏 10g，党参 6g，茯苓 10g，白术 6g，桂枝 7g，生姜 2 片，大枣 5 个，甘草 6g。

患者服用 5 剂药后，头已不痛，呕吐止。胃脘仍旧不舒服，食欲仍差。宗前方再进 10 剂。后诸症荡然无存。

临证心得：本例患者，笔者所开经方为吴茱萸汤合苓桂术甘汤加半夏。《伤寒论》曰："干呕，吐涎沫，头痛者。吴茱萸汤主之。"又云："伤寒，若吐、若下后，心下逆满，气上冲胸，起则头眩者，苓桂术甘汤主之。"根据患者表现，故在吴茱萸汤的基础上合用了苓桂术甘汤，为加强止呕作用又加了半夏。吴茱萸汤是古代的温热性止吐、止疼剂，主治以腹痛、干呕、吐涎沫、头痛、吐利而手足厥逆为特征的疾病。黄师应用此方的体质要求是：患者体力比较低下，四肢常冷，易生冻疮，易恶心呕吐，易头痛，心窝部常有膨满痞塞感，多伴有振水声。本案体质清晰，方证突出，药证合拍，终于诸症皆除。

058 吴茱萸汤

治头痛案

杨某，女，57岁，河北省河间市十一街人。2013年11月29日初诊。

体质强健，平素身体健康，10年前不明原因出现头痛，逐渐每日发作。曾去北京、石家庄、保定等大医院或专科医院治疗，皆诊断为神经性头痛。经西药、针灸以及活血化瘀疏肝安神等中药治疗，疼痛无缓解。刻下：头痛剧烈不可忍受，每日服用脑宁9片，其痛以头顶为主，与情绪波动无关，伴有恶心、呕吐，睡眠可，手脚不怕凉，唇黯，舌苔水滑，脉沉。处方：

吴茱萸10g，党参10g，半夏20g，生姜5片，大枣10个，甘草6g。5剂，水煎服。

二诊：患者大喜，服药期间头痛只发作1次，脑宁片停服。原方不变再进5剂。

三诊：5天之内，头痛无发作，宗前法再进5剂。

四诊：头痛又发，恶心、呕吐，患者诉此次药后效果不佳。前方调整剂量再进：

吴茱萸15g，半夏30g，党参15g，生姜5片，大枣10个，甘草6g。5剂，水煎服。

五诊：患者头痛又缓，5天内，痛发2次，较前头痛程度减轻、疼痛次数减少。依照前方续服。

六诊：患者头痛若失，恶心、呕吐无。嘱连服10剂以资巩固。后告知头痛未再发作。

临证心得： 本案头痛病例是笔者从医近二十年来最为顽固的一例，病家为此痛不欲生，医生亦为之束手无策，何故？乃不明方证也！患者来诊时主诉明白，"头顶疼痛，恶心、呕吐"，当时笔者脑海中马上涌出《伤寒论》吴茱萸汤的原文"干呕吐涎沫，头痛者，吴茱萸汤主之"。患者痛无针刺感而无瘀血，无失眠及精神抑郁等症，疏肝之法当谬。唇黯、舌苔水滑、脉沉，无热象表现，虽然手足不凉，但厥阴证无疑。方证既然合拍，用方必须果断。原方投药，未有加减。起初病家因药少甚疑之，笔者言"让疗效说话"。原方出入一个多月，十余年之痼疾，尽无踪影。病家称奇，余甚满意。中医辨证之法纷纭繁复，而方证辨证简单明了，经方药简效宏，中医人舍《伤寒论》不读，弃经方于高阁，岂非可悲乎？

059 大柴胡汤合桂枝茯苓丸

治头肩疼痛案

金某，男，28 岁，河北省河间市四街人。2013 年 4 月 27 日初诊。

患者体形肥胖，体重 105kg。半年来每日皆感头痛，两肩痛，颈背部疼痛，头晕，胸闷，气短，疲倦乏力。医院检查无异常，曾服用布洛芬和芬必得等药物，也曾经按摩、刮痧治疗，未觉好转。有高血压和高血脂病史 5 年。刻下：头肩疼痛牵及后背，血压：160/90mmHg。食欲好，睡眠差，大小便正常，面色红润，胸背宽阔。腹诊：胀满有压痛。舌质红，脉沉滑有力。处方：

柴胡 24g，黄芩 20g，半夏 20g，大黄 15g，枳壳 30g，桂枝 10g，茯苓 20g，丹皮 10g，桃仁 15g，赤芍 30g，白芍 30g，生姜 3 片，大枣 5 个。5 剂，水煎服。

复诊：头痛无，肩颈背部疼痛亦无，血压：150/90mmHg，全身感觉舒服。守方继续调体。

临证心得： 此案笔者运用的是大柴胡汤合桂枝茯苓丸，与笔者以前的大柴胡汤治疗哮喘案、下肢疼痛案、头晕案，有异曲同工之妙！病证不同但体质一样。黄师认为大柴胡汤的体质要求是：体格壮健，上腹部胀痛，按之尤甚，轻则为抵抗感，或不适感；重则上腹部压疼，肌紧张。多伴有嗳气、恶心、呕吐等。多有高血压、高脂血症、肥胖、胆囊炎、胆石症、脂肪肝。现代社会高血压和高脂血症逐渐增多，青年人中亦不少见。黄师根据此种体质应用大柴胡汤和桂枝茯苓丸，使全身气、血、湿、瘀、表里上下，通畅无阻，清升浊降，彻底改变患者体质，确是治疗本病证之一良法、之一捷径！

060 黄芪桂枝五物汤合葛根汤
治面神经炎案

夏某，女，47 岁，河北省河间市行别营村人。2011 年 11 月 5 日初诊。

患者体形中等偏胖，面色黧黑，10 天前洗头睡醒后，发现右侧口眼歪斜，面部麻木，感觉迟钝，患侧额纹消失，两眼不适，眼裂增大，鼻唇沟变浅，口角下垂，口角歪向健侧，颈部僵直，神疲乏力，无汗恶寒。当地医院诊断为面神经炎，给予抗病毒和营养神经的西药治疗，无效而来中医诊治。腹诊：腹部柔软。舌暗苔白，脉象沉弱。处方：

黄芪 60g，桂枝 20g，赤芍 30g，麻黄 10g，葛根 40g，生姜 3 片，大枣 5 个，甘草 6g。

7 剂药后，口眼歪斜好转，感觉见灵敏。既已中的，当以霸道之法治之。再方：

黄芪 80g，桂枝 30g，赤芍 40g，麻黄 15g，葛根 60g，生姜 3 片，大枣 5 个，甘草 6g。

上方服用14剂，已无任何不适。

临证心得：面神经炎是一种急性非化脓性茎乳突孔内的面神经炎症，现代医学治疗多乏效。时下很多中医治疗此病多用牵正散和通经活络之药，往往忽视了本病的体质，盖此病之病机多因气虚血瘀和外感风寒，如一味活血通络而忽视补益正气，常常会使病情加重，病程延长。本案患者因体质虚弱复感风寒而得此病，笔者应用黄芪桂枝五物汤补气活血，用葛根汤散寒通络，两方合方，标本兼治，收功迅速。遇到急危重症，一旦诊断明确，就要方明药猛，以挫病邪蔓延之势，如瞻前顾后，蹑手蹑脚，必然会错失治疗良机，所以本案药物剂量偏大。黄师经验：黄芪如果用于补气通络，起手剂量多在60g左右。葛根汤主治恶寒无汗、头痛、身痛、颈项不适等症，黄师临床扩大了本方的应用范围，认为本方适合于头面部疾病，多用于治疗慢性鼻炎、鼻窦炎、过敏性鼻炎、三叉神经疼、周围性面神经炎等。

061 苓桂术甘汤

治梅尼埃病案

孙某，女，43 岁，河间市土地局职工。

反复眩晕发作 3 年。近日因睡眠不好诱发，伴心悸、耳鸣、恶心呕吐。某医院诊为梅尼埃病。患者面黄，苔白腻，脉缓。处方：

茯苓 60g，桂枝 10g，白术 30g，泽泻 30g，甘草 6g。5 剂，水煎服。

二诊：眩晕大轻，呕吐止。前方再进 5 剂。

三诊：诸症悉除。

临证心得： 梅尼埃病多发病突然，患者痛苦不堪。余治疗此病第一次用如此小方，孰料收效竟如此之快。黄师运用苓桂术甘汤治疗梅尼埃病，多用于那些面色黄黯，或有浮肿貌体质的患者，临床中多有心悸，或腹部胀满，小便少和大便稀薄等症。个人体会，用此方一旦方证明确，药物剂量要大而猛，若此则会收效迅速。运乎之妙，在乎一心也。

062 小柴胡汤加味

治虹膜炎案

段某，女，57岁，河北省河间市北马滩村人。2011年10月6日初诊。

患者患虹膜炎近一年，曾反复发作。近来因食辛辣食物而复发，眼睛红而痒，时有疼痛，视力模糊，分泌物多而黏稠，情绪激动，食欲差，睡眠质量不好。曾用西药滴眼液和口服激素治疗，效果不理想，无奈试投中医治疗。患者体形肥胖，面红，舌质红，脉弦数。处方：

柴胡25g，黄芩20g，半夏10g，党参10g，连翘30g，栀子10g，黄柏10g，生姜3片，大枣5个，甘草6g。7剂，水煎服。

复诊：患者眼红减轻，已不疼痛，食欲和睡眠皆有改善。效不更方，守方连续服用一个月。随诊，所有不适消失，一年来未再复发。

临证心得：虹膜炎一病，病程迁延，反复发作，现代医学认为和免疫功能有关。黄师认为，该病反复发作属于经方小柴胡汤"寒热往来"的方证延伸，并通过实践发现黄柏一药对有黄色分泌物的病症有特殊疗效。笔者以前很少用中药治疗眼科疾病，总是认为中医于此弱于西医，而通过对黄师经验的运用，亲身体会到经方可以运用于各种疾病，只要方证明确，收效必捷。

063 柴胡桂枝干姜汤加味
治角膜炎案

刘某，女，45 岁，河北省河间市行别乡黑佛头村人。2006 年 11 月 16 日初诊。

患者左眼生翳、刺痛、视物模糊 7 个月。北京同仁医院诊为病毒性角膜炎。曾以抗病毒和激素类眼药滴眼，并服清热解毒类中药三十余付，因无好转故求余诊治。刻下：眼睛刺痛，视力 0.3，口苦心烦，腹满喜暖，素日易感冒，舌质淡，苔微黄，脉弦涩。余辨为少阳郁热，太阴脾寒，络脉阻滞。处方：

柴胡 12g，黄芩 10g，天花粉 15g，干姜 10g，桂枝 10g，牡蛎 20g，当归 15g，白芍 20g，桃仁 10g，红花 10g，炙甘草 10g。7 剂，水煎服。

二诊：药后刺痛大减，口苦无，视力 0.4。再方：

柴胡 12g，黄芩 10g，天花粉 15g，干姜 10g，桂枝 10g，牡蛎 20g，当归 15g，白芍 20g，丹参 20g，炙甘草 10g。7 剂，水煎服。

三诊：疼痛无，自觉眼睛明亮，视力 0.6。效不更方，原方再进十剂。

药后检查，视力恢复至 0.8，已如病前一样。

临证心得：该患者平素体虚，感受外邪后，经大量激素和清热凉药的攻伐，至病入少阳，并及太阴，从而络脉不畅，缠绵不愈，笔者投以柴胡桂枝干姜汤加活血化瘀之药，收效理想。可见病毒性角膜眼也决非清热解毒为专治。诊病治病切不可随意套方，当以辨证为准，方证合拍，才会有效。

064 麻杏石甘汤

治慢性鼻窦炎案

齐某，男，38 岁，河间市行别营乡黑佛头村人。

头痛头晕，流黄色脓鼻涕 1 年，感冒后加重。人民医院诊断为慢性鼻窦炎，服鼻炎宁冲剂无效。形体粗壮，鼻涕黄而黏稠不易出，舌苔黄腻，脉滑数。处方：

麻黄 5g，杏仁 10g，石膏 25g，黄柏 10g，栀子 10g，连翘 30g，辛夷 20g，桔梗 10g，甘草 6g。7 剂，水煎服。

二诊：头痛、鼻塞好转，涕转清易出。守方续服 10 剂。

三诊：鼻塞无，头痛头晕无，脓鼻涕消失。

临证心得：麻杏石甘汤为《伤寒论》之清热平喘方，而黄师别具匠心，多以此方合栀子柏皮汤与桔梗甘草汤治疗那些体质强壮、鼻流黄色脓涕的鼻窦炎。余临床验证多例，感觉效果极佳，同道可自行领悟参稽。

065 葛根汤
治慢性鼻窦炎案

李某，男，38岁，河间市城关镇人。2009年10月17日初诊。

形体结实，患鼻窦炎2年，感冒后加重。刻下：鼻塞，头痛，头晕，鼻涕多而难出，鼻涕为白色，精神委靡，服用鼻炎宁冲剂效果不好，曾用清热解毒之中药也无明显变化。舌苔白，脉象浮紧。处方：

葛根30g，麻黄6g，桂枝10g，白芍10g，辛夷20g，桔梗10g，细辛10g，甘草6g。7剂，水煎服。

二诊：鼻塞无，头痛消失，鼻涕减少。守方再进10剂。

随访诸症尽消。

临证心得：《伤寒论》第31条："太阳病，项背强几几，无汗，恶风，葛根汤主之。"历代医家多用此方治疗外感疾病，而黄师临床应用此方极为广泛，患者的体质特征为：体型充实，肌肉结实，皮肤黝黑或黄黯粗糙，恶寒喜热，易于着凉，着凉后肌肉多疼痛，无汗发热；小便少，口渴，饮水不多；身体沉重，反应不敏感；咽喉不红，舌体胖、苔白而厚，脉浮有力。黄师多用此方治疗鼻窦炎、痤疮、疲劳综合征、月经不调等。黄师把五官科许多病证出现的头痛、头晕、耳鸣等不适感看作是本方证项背强的延伸。余根据黄师经验，此例顽固性鼻窦炎运用了葛根汤，果然疗效理想。经方之神效，颇宜参究。

066 葛根汤合小柴胡汤
治慢性鼻窦炎案

程某，女，体格强健，19岁，河间市一中学生。2011年5月17日初诊。

患慢性鼻窦炎半年有余，鼻塞，流浊涕，头晕头痛，易感冒，常常反复发作，精神忧郁，睡眠欠佳。曾服用鼻炎宁冲剂，外点鼻炎滴剂，未见明显效果。无奈求中医治疗，曾服清热散风之中药，感觉不甚理想。几经周转，来我门诊治疗。患者面黑，舌苔白腻，脉滑。处方：

葛根30g，麻黄10g，桂枝10g，白芍10g，柴胡15g，黄芩10g，半夏10g，党参10g，细辛10g，生姜3片，大枣5个。

7剂药后，患者鼻塞大轻，浊涕减少，头晕头痛较前好转。前方再进14剂。

药后随访两年无发作。

临证心得： 慢性鼻窦炎，当前西药治疗乏效，时有手术治疗者，大多也不甚满意；中医或以清热解毒，或以祛风散寒，或以通络止疼，效失参半。上案余采用了葛根汤合小柴胡汤。葛根汤《伤寒论》记载："项背强几几，无汗恶风，葛根汤主之。"多用于感冒初期的头痛、发热、颈项肩背强直者。日本经方家认为此方可以广泛用于头面部炎症，治疗鼻炎、鼻窦炎的经验很多。当代经方家叶橘泉先生用此方治疗鼻窦炎，也积累了丰富的经验。黄师用此方治疗鼻窦炎的体质为：体格壮实，肌肉丰满，面色黧黑或黄暗粗糙，嗜睡，易疲劳，咽喉不红的青壮年。又因患者反复发作，久治不愈，符合小柴胡汤寒热往来之延伸的方证，为提高患者免疫力，遂在运用葛根汤的同时合用了小柴胡汤。对于鼻窦炎之鼻塞、头痛，余之经验，大剂量细辛有很好作用，故加用之。

067 小青龙汤
治过敏性鼻炎案

白某，男，58 岁，南马滩村小学老师。

患过敏性鼻炎 8 年，曾在北京天津等大医院中西药治疗，皆效果不佳。于 2005 年秋来我处就诊。刻下：鼻流清涕，鼻塞，喷嚏连声，多白色稀痰。主诉天冷或遇凉风加重，素日不易出汗。望其体形中等，肤色青黑，舌苔水滑，脉象弦滑。余辨为麻黄体质，小青龙汤方证。处方：

麻黄 10g，桂枝 10g，白芍 10g，干姜 10g，细辛 6g，五味子 10g，附子 10g，半夏 10g，甘草 6g。5 剂，水煎服。

药后患者症状大轻。余以前方为主，加黄芪、陈皮又进 15 剂，患者痊愈。随访至今没有复发。此后患者曾介绍不少鼻炎、鼻窦炎的患者前来就医。余为此事甚是高兴了一些时日。

临证心得：小青龙汤是《伤寒论》中散寒化饮的方剂，主治咳而微喘、恶寒不渴、呕吐涎沫者。黄师运用此方常言：

"患者要有水样鼻涕、水样的痰。"笔者观察该患者体质强健，鼻涕为水样，痰液稀薄，于是毅然投以小青龙汤治疗，孰料多年痼疾竟霍然而愈，效如桴鼓！

068 小柴胡汤合当归芍药散
治卡他性中耳炎案

张某，女，61岁，河间市土地局退休干部。感冒后右耳胀闷、耳鸣、耳聋2个月。市人民医院诊断为卡他性中耳炎，给予消炎药物和抗病毒类药物治疗无效。后转华北石油总医院行咽鼓管吹张术，并予皮质类固醇及酶制剂治疗，亦未见效。无奈来我处以中医治疗。刻下：主诉耳鸣，耳聋，细小声音不闻，胀闷尤甚；心情烦躁，睡眠差，平时脾气暴躁，多疑，舌苔白，脉呈弦象。耳鼻喉科检查，耳内有大量积液。予以下方治之：

柴胡12g，黄芩10g，半夏10g，党参10g，当归10g，川芎10g，白芍10g，茯苓30g，泽泻30g，白术15g，甘草6g，生姜3片，大枣5枚。5剂，水煎服。

二诊：前证感觉稍轻，情绪稳定，睡眠改善。药已中的，前方不变，再进5剂。

三诊：患者面带欣喜，诉右耳胀闷无，耳鸣、耳聋大轻。

耳鼻喉科复查，耳内积液减少。处方：

柴胡 12g，黄芩 10g，半夏 10g，党参 10g，当归 10g，川芎 10g，白芍 10g，茯苓 60g，泽泻 30g，白术 30g，甘草 6g，生姜 3 片，大枣 5 枚。5 剂，水煎服。

四诊：以前症状已不明显，惟有静时有所不适。病势已挫，当一鼓作气消灭残局，守方嘱再进 7 剂。

五诊：患者已无任何不适，耳鼻喉科检查，耳内无积液。

临证心得：该患者之卡他性中耳炎乃外感所致，在西医各种方法治疗无效的情况下，不得已求中医治疗。一般中医治疗此病，多用清热解毒之法；余则用经方疗之。一据患者柴胡体质，二辨病所为少阳带，三识患者有瘀血、水毒停蓄，故用小柴胡合当归芍药散治疗而收功。老师常把患者的胸胁部、身体的侧面、腹股沟等部位称之为柴胡带，是使用小柴胡汤的一个有力依据。

069 除烦汤合温胆汤
治慢性咽炎案

佟某，男，52 岁，河间市二街人。2009 年 11 月 10 日初诊。

形体肥胖。主诉咽干、咽痛、咳嗽、喉痒、咽喉异物感 5 年，并见头晕，胸闷，失眠多梦，心悸气短，心烦意乱。曾在京津各大医院诊治，严重时住院治疗，抗生素及各种清热利咽之中药应用无数，效果甚微，对各种治疗失去信心。经余学生推荐以试医之心来诊。舌苔黄腻，脉象弦滑。予以下方处之并心理疏导：

半夏 10g，厚朴 20g，茯苓 20g，栀子 10g，黄芩 10g，苏梗 10g，枳壳 20g，连翘 20g。5 剂，水煎服。

二诊：患者感觉咽部较以前稍舒适，他症仍旧存在不减。再次疏方：

陈皮 30g，茯苓 30g，枳壳 30g，竹茹 12g，半夏 30g，厚朴 20g，栀子 10g，连翘 20g，黄芩 15g，苏梗 10g，甘草 6g。7 剂，水煎服。

药后咳嗽咽痛大轻，失眠、胸闷、心悸等症好转。

守方服用 30 剂，诸症渐失。

临证心得：慢性咽炎虽属小恙，然迁延日久多成顽症。临床上很多慢性咽炎除咽部不适外尚有很多精神症状，而医家不加详辨，多套以清热解毒、利咽润喉之药，岂能收效？该患者形体肥胖，多思善虑，乃半夏体质，又见失眠多梦、胸闷、心烦意乱等症，综合分析此为除烦汤合温胆汤证，故一边做心理疏导，一边投以方药，最后收功。

070 荆芥连翘汤
治牙痛案

夏某，女，37岁，河间行别营小学教师。

牙龈肿疼一周，口干，纳呆，眠差，大便不爽，无龋齿。服甲硝唑无效。舌红，脉数而有力。处方：

荆芥10g，黄连6g，黄芩15g，黄柏10g，栀子10g，生地15g，当归10g，川芎10g，赤芍15g，桔梗10g，白芷15g，薄荷10g，连翘20g，柴胡12g，枳壳10g，甘草6g。2剂，水煎服。

药后诸症悉除。

临证心得：上方为荆芥连翘汤，是日本《一贯汤经验方》。黄师常用此方主治以红肿热痛为特征的头面部炎症，如痤疮、鼻炎、中耳炎等。妇科炎症黄师也有应用此方的病例。

071 附子理中汤

治口腔溃疡案

齐某，女，61岁，河间市黑佛头村人。2013年5月17日初诊。

患者患口腔溃疡5年，几乎每月都有发作。疼痛烧灼，痛苦异常，多处诊治皆效果不佳。刻下：唇内侧和舌体上散布多块米粒样大小溃疡，疼痛如烫，无食欲，精神烦躁，睡眠极差，无胃脘胀满等症。舌淡苔水滑，脉象细数。处方：

柴胡12g，黄芩10g，天花粉20g，桂枝10g，附子6g，牡蛎20g，干姜10g，甘草10g。5剂，水煎服。

二诊：溃疡有所减少，疼痛也有减轻。效不更方，再服5剂。

三诊：溃疡依旧，余症依旧，患者言似和未治前一样，面有责备之情。惶恐之余，再观患者体质，发现患者体形瘦弱，肤色黝黑无光泽，问诊得知畏寒喜暖，手足常年觉凉，再看舌质舌苔并无热象，而且患者诉唾液较多。余恍然大悟，毅然更方：

附子 10g，党参 20g，白术 15g，干姜 10g，甘草 12g。5剂，水煎服。

四诊：溃疡减轻过半，疼痛大轻，精神振作。原方迭进10 剂。后患者告知痊愈，半年未复发。

临证心得：口腔溃疡热证居多，久不愈者多寒热夹杂。临床上甘草泻心汤证不少，且多伴有胃脘不适。笔者对于日久不愈的口腔溃疡无胃病者，常以柴胡桂枝干姜汤加附子治疗，屡收佳效。该病例笔者先入为主，率然以柴胡桂枝干姜汤加附子治疗，结果疗效不佳，后发现患者体形瘦弱，肤黑无光泽，畏寒，无渴感，舌苔水滑，综合分析辨为寒性体质，遂从体治疗，投以附子理中汤，结果收效迅速且疗效稳定。方中甘草剂量大于附子，一为减少附子毒性，二是根据黄师的经验以修复溃疡的黏膜。

072 柴胡桂枝干姜汤加附子

治口腔溃疡案

赵某，女，63岁，河北省河间市十街人。2009年7月19日初诊。

患者两年来口腔溃疡反复发作，经久不愈，痛苦不堪。一个月前不明原因再次发作，舌体和口腔黏膜内有多处溃疡，小则芝麻粒样大小，大则如豆粒，疼痛烧灼，饮食难进，伴心烦、眩晕、失眠，大便可，曾服用三黄片、牛黄消炎片及外敷易可贴，均效果不佳。其人面色萎黄无光泽，询知腰腿怕凉，细观舌质淡而苔微黄腻，脉象弦细而数，然右尺脉颇沉。处方：

柴胡12g，黄芩10g，天花粉20g，桂枝10g，干姜10g，牡蛎20g，附子6g，甘草10g。5剂，水煎服。

二诊：自觉口腔内和舌头疼痛大轻，饮食已不甚痛，原来口腔溃疡部分消失或缩小，他症亦减，原方再进。

三诊：口腔溃疡尽退，追访一年未曾发作。

临证心得：此案病例，笔者所开处方为柴胡桂枝干姜汤加附子。笔者受黄师体质学说的影响，在临床中发现，柴胡桂枝干姜汤运用的机会颇多。笔者经长期而仔细的观察，把适用于柴胡桂枝干姜汤的患者暂且定为柴胡桂枝干姜汤体质，其特征多为：体形中等或偏瘦，面色黄白或青紫，易有情绪波动，爱生气恼怒，胸胁胀满或疼痛，易心悸，常常失眠，口干而苦，头部有烘热感，面红目赤，或牙疼，或鼻流黄涕，或咽喉疼痛，或口腔溃疡，或胃脘烧灼泛酸，或肩背酸痛，但手脚却多有凉感，胃脘和下肢多畏寒喜暖，或有腹泻和大便不成形。腹诊：胸胁部多有不适感。舌质多淡，脉象多弦，而尺脉多沉。此类体质的患者按六经辨证当是半表半里的寒证，病在少阳和太阴；从病机上讲属于胆热脾寒；火神派认为此方是阳不入阴之方；笔者则认为此方六经皆入！按开阖枢的理论，桂枝开太阳，柴胡、黄芩枢少阳，天花粉合阳明，干姜开太阴，牡蛎合厥阴，笔者根据临证需要，加用附子实为枢少阴。据此则知此方可以纵横开阖，左右逢源，尤其对于一些慢性疾病则大有用武之地。越是应用广泛的方子越需要有严格的方证，决不能靠想当然。那么为了临证便于掌握和应用，体质的分辨则相对于理论的认识要明晰和实在很多。看得见摸得着才是实实在在的学问，黄师曾如是教诲！

073 泻心汤合四逆汤

治口腔溃疡案

陈某，男，20岁，河间市十街人。

患者口腔溃疡1个月，服牛黄解毒片无效。观患者体质健壮，口腔及舌有多块大小不等之溃疡，唇红，咽喉红，舌红，脉滑数有力。余初用甘草泻心汤，效不显。断然换方：

大黄15g，黄连6g，黄芩15g，干姜10g，附子6g，甘草10g，大枣20g。5剂，水煎服。

药后患者大便稀薄，溃疡迅速减少，唯剩一处，前方再服5剂。

五日后痊愈。

临证心得： 口腔溃疡虽为小疾却非常痛苦。余临床体会用清热解毒法见效者少矣。经方甘草泻心汤对于寒热交杂、久治不愈、体质属脾胃虚弱者有良效。然此患者体质强健，虽久治不愈却火热尤甚，故改用泻心汤合四逆汤合方治疗而收效。此乃黄师最近几年临床中总结的经验。黄师认为经方治疗慢性炎症,寒热并用是其特色之一。他经常运用此法治疗久治乏效的慢性胃炎和口腔溃疡,从而积累了丰富的经验。此合方的方证多为久治不愈但体质强健或寒热夹杂的病证,有时并不一定出现寒证表现。用四逆汤是否有振奋阳气、增强体质的作用,余尚在摸索和思考中。

074 柴胡桂枝干姜汤

治口舌生疮案

王某，女，50岁，河间市一街人。2010年8月13日初诊。

患者十余年来经常口舌生疮，一个月前又开始发作，上嘴唇尤多，舌体有两块溃疡，牙龈肿疼，咽喉疼痛。静脉点滴抗生素无效，服牛黄解毒片、牛黄消炎片、三黄片等清热泻火药后，症状反倒加重，以致不能张口伸舌，饮食难进，口干口苦，烦躁易怒，喜热饮食，腰腿畏寒喜暖，平日食凉物则腹泻，患者体形偏瘦，面色萎黄无光泽，舌红苔黄腻，左脉弱，右脉数。处方：

柴胡15g，黄芩20g，天花粉30g，桂枝10g，干姜10g，附子6g，甘草10g。4剂，水煎服。

二诊：疮泡减少，牙龈和咽喉疼痛缓解，能饮食，患者欣喜，自愿再服前方4剂。

随诊：药后痊愈，两年无复发。

临证心得： 口舌生疮大多是火热所致，清热泻火之药当会有效。但临床上发现，很多口舌生疮的患者，服用清热解毒之药不仅无效且有加剧之势，也易反复发作。笔者发现，这种患者绝非实火，而是阳不入阴，虚火上炎所致，多是上火下寒，寒热夹杂之证。其体质即笔者所提出的柴胡桂枝干姜汤体质。此例患者用寒药无效，笔者即把眼光放在患者体质上，患者体形偏瘦，面色萎黄暗淡，畏寒喜暖，此乃根本体质。方中用干姜、附子枢少阴开太阴，用牡蛎合厥阴，用桂枝开太阳，柴胡、黄芩枢少阳，天花粉合阳明，共奏振奋阳气、增强体质之功。进而消除口舌疮疡、牙龈肿疼、口干口苦等热症。

075 柴胡桂枝汤

治颞下颌关节紊乱案

何某，女，18 岁，笔者女儿，高二学生。2012 年 12 月 18 日初诊。

三个月来左侧面颊疼痛、酸胀、麻木，张口和吃饭时加重，颞下颌关节处有压疼，伴烦躁、眠差，严重影响学习。校医给予芬必得、元胡止疼片，未见效果。舌苔淡红，脉弦涩。处方：

柴胡 12g，枳壳 20g，白芍 30g，当归 12g，川芎 10g，桃仁 10g，红花 10g。5 剂，水煎服。

药后疼痛依然，诸症不减。精神疲惫异常，并觉怕风。调整处方：

柴胡 12g，黄芩 10g，半夏 10g，党参 10g，桂枝 10g，白芍 10g，细辛 6g，生姜 3 片，大枣 5 个，甘草 6g。6 剂，水煎服。

1 剂药后便觉疼痛大轻，再用 5 剂药后，疼痛、酸胀等症已经消失。精神愉快，食欲好，睡眠佳。

临证心得： 下颌关节紊乱一病，笔者用中药治疗不多。在用西药治疗不太理想时，笔者试用中药治疗。最初笔者粗心大意，草率处方，以黄师八味活血汤治疗，疗效不甚满意。根据黄师经验，患者持续不愈，反复发作，对气候敏感，精神抑郁，属于柴胡往来寒热、胸胁苦满证的延伸，而且头面两侧也属于柴胡带的范围；另外患者有恶风、免疫功能低下的桂枝汤证，故笔者再次调整了治疗方案，改用了柴胡桂枝汤。疗效之好之速出乎意料。

076 柴胡桂枝干姜汤加附子合桔梗甘草汤
治扁桃体炎案

何某，女，20 岁，河北省河间市一中高三学生。于 2011 年 5 月 20 日初诊。

自上高中以来经常咽喉疼痛，声音嘶哑。十天前受风后咽喉又突然疼痛，口干苦，声音难出，烦躁异常，眠差，无发热咳嗽等症。自服金嗓子喉宝和阿莫西林等药无效，又经静脉点滴抗生素也无起色。患者体形中等，面暗；咽喉望诊：两侧扁桃体二度肿大并已化脓。平素腰腿自觉凉甚，既往有痛经病史。舌苔黄腻，脉沉而数。处方：

柴胡 20g，黄芩 20g，天花粉 30g，桂枝 10g，干姜 19g，附子 6g，牡蛎 20g，桔梗 15g，甘草 6g。4 剂，水煎服。

药后告知，2 剂药后，咽喉即不疼痛。而且近一年来，未见扁桃体炎再次发作。

临证心得：扁桃体炎多为热证，然临证中对于一些反复发作，病程迁延的患者，必须要辨析有无阴证的存在，传统中

146

医称之为独处藏奸。扁桃体炎应用清热解毒法应当有效，但此例患者用后却不理想。笔者仔细观察，发现此患者是柴胡桂枝干姜汤证，为加强振奋阳气的力量而加用了附子，桔梗甘草汤为《伤寒论》治疗咽痛的主方，故亦加用之。此病例疗效之快，且持久稳定，让人叹为神奇！

077 八味除烦汤

治舌痛案

黄某，女，47岁，河间市一中职工。2012年10月6日初诊。

舌痛2年，医院检查无异常。曾服用清热泻火之药，证无起色。咽喉也觉时有痛感，恶心，头晕心烦，胸闷善叹息，多疑多虑，眠差，脸红汗出，不欲饮食，说话喋喋不休，晕车，恐高，月经提前，舌苔黄腻，咽喉充血，脉象滑数。处方：

栀子10g，黄芩15g，半夏20g，厚朴20g，茯苓20g，苏梗15g，连翘20g，枳壳20g，5剂，水煎服。

二诊：服药后舌痛和咽痛微觉好转，余无改善。前方栀子改为15g。

三诊：舌痛明显改善，咽喉不痛，食欲好，精神愉悦，汗出减少，睡眠质量提高。效不更方，前方迭进20剂，诸症俱除。

临证心得： 本案病例西医无明确诊断，余亦是第一次见到，没有治疗经验。但患者恶心、头晕、恐高、晕车，分明是半夏体质，又据咽喉疼痛、心烦、胸闷、汗出知是黄师之八味除烦汤证。八味除烦汤是黄师的经验方，临床应用颇多。黄师是在经方半夏厚朴汤的基础上，根据药证加用黄芩、连翘、枳壳、栀子等药组成的，可以认为是与栀子厚朴汤的合方。黄师认为，半夏厚朴汤的主治有两大特点：一是病位多在咽喉，二是病性多为自我感觉异常。此病例即符合黄师以上所言，抓住主证，从始至终，终有良效。

078 八味除烦汤

治口甜案

李某，男，50岁，河北省河间市一街人。2013年5月3日初诊。

患者体形稍胖，面色红润有光泽。两个月来不明原因出现口甜一症，甜感强烈，令人不可忍受。在北京几所大医院检查无异常，曾转治多位名中医，效果不佳。刻下：口甜无时不在，食欲差，烦躁易怒，睡眠需要服用安定，胸闷，嗳气，咽喉充血，唇黏膜如涂口红。腹诊：微有胀满。舌红，苔微黄，脉象滑数。处方：

连翘20g，半夏20g，厚朴20g，茯苓20g，黄芩15g，栀子15g，苏梗15g，枳壳20g。7剂，水煎服。

复诊：诉第3剂药后口内即已不甜，烦躁减轻，睡眠大好，现在唯感口黏。前方再进7剂。

诸症悉除。

临证心得：临床上口苦、口酸、口咸者较为多见，口甜笔者自行医以来首次见到，颇感新奇。中医称此为脾瘅。脾瘅病名出自《素问·奇病论》："有病口甘者，病名为何？何以得之？岐伯曰：此五气之溢也，名曰脾瘅。"历代医家常认为此乃脾胃伏火所致，施以时方泻黄散，或有效果。本案患者为半夏体质，其胸闷、心烦、嗳气、腹胀，恰为除烦汤证，故笔者应用了黄师验方八味除烦汤，效果堪好！临床上病种形形色色，病证千变万化，何以处之？唯明体质，辨方证，以不变应万变也！

079 半夏泻心汤
治口臭案

田某，男，38 岁，华北石油三部采油三厂职工。2013 年 4 月 5 日初诊。

两年来感觉口有臭味，严重影响与人交际，深以为苦，伴口苦、恶心，偶有烧心，胃脘胀满不适，食后加重，食用油腻食物口味明显，大便稀薄，喜暖畏寒。曾服用治疗口臭之特效药，未见效果。患者体形偏胖，面红。腹诊：上腹部痞满。舌苔黄腻，脉象弦滑。处方：

黄芩 10g，黄连 6g，半夏 10g，干姜 10g，党参 10g，生姜 3 片，大枣 5 个，甘草 6g。

7 剂药后，口臭大轻，胃部舒服。前方再服 14 剂。随访已无异常感觉。

临证心得：口臭一证，时下一些商家推出许多所谓的专方专药，疗效不佳，蒙骗患者。辨证论治是中医的灵魂，病有寒热之分，虚实之别，欲以一方而统治百病，有效者少焉！黄师治疗口臭常用的方剂有大柴胡汤、半夏泻心汤、温胆汤、泻心汤、八味除烦汤等，辨证而治，多收效验。本案患者以口臭来诊，全面分析其体质、症状、舌苔和脉象，此患者的体质为上火下寒，病机是寒热交杂，虚实并见。如果仅仅根据口苦、面红、舌苔黄腻，而使用清热泻火之药，恐下寒更甚；倘若因下寒之证投用温阳驱寒之药，又肯定会加剧上部火热。如此之证，如何应对？当根据患者心下痞满、呕而肠鸣之方证选用半夏泻心汤。方证相应，效何疑哉？

080 柴胡加龙骨牡蛎汤合栀子厚朴汤
治口咸案

刘某，女，68 岁，河间市瀛秀园居住。2012 年 12 月 17 日初诊。

近五六年来自觉口咸。既往有慢性浅表性胃炎病史十余年。患者每日口咸异常，以致不敢食菜，胃脘烧灼，牵及腰部，畏冷喜暖，舌质淡、苔微黄。余辨为胆热脾寒。处方：

柴胡 12g，黄芩 10g，天花粉 15g，桂枝 10g，牡蛎 20g，干姜 10g，附子 10g，甘草 6g。5 剂，水煎服。

二诊：未见丝毫效果。根据传统中医口咸肾虚之说，辨此病为金匮肾气丸证。

熟地 20g，山药 15g，山茱萸 10g，茯苓 15g，泽泻 12g，丹皮 10g，肉桂 10g。5 剂，水煎服。

三诊：患者仍旧愁容不展，诉口咸依旧，腹部烧灼难受。再观患者体质瘦弱，面色萎黄，心下烦热，腹部扁平，认为此乃小建中汤证。处方：

肉桂10g，白芍20g，饴糖30g，生姜3片，大枣5个，甘草6g。5剂，水煎服。

四诊：前证依旧。余此时颇感羞愧，为何久治无效呢？辨证有误？守方不够？踌躇之余，遂转问病史。患者说得病之初，与人曾生一场大气，后便有此证。问此证有何规律？答曰：白天忙碌不显，夜间失眠时加重。余思虑再三，处以下方：

柴胡12g，黄芩10g，半夏20g，党参20g，桂枝10g，茯苓20g，大黄3g，龙骨30g，牡蛎30g，栀子10g，枳壳10g，厚朴10g。5剂，水煎服。

药后口咸大轻，余症亦减。再服5剂，诸症若失。

临证心得：此案本非大病，但笔者却三诊无效。初辨为柴胡桂枝干姜汤证，而局限于胃脘烧灼，喜暖畏寒；又据传统理论辨为肾虚证，无的放矢；三辨体质，用小建汤中后仍旧让患者失望。当此时，于病家有愧，而自己也失去自信。茫然之际，细问病史，从病因处着手，方发现此病证乃郁火所致。处以黄师常用方——柴胡龙骨牡蛎汤合栀子厚朴汤治疗，疏肝解郁，清热安神，终收佳效。由此可见，病证之由岂容忽视哉！

081 黄芪桂枝五物汤合桂枝茯苓丸等

治糖尿病肾病案

马某,女,52岁,献县本斋村人。2008年10月26日初诊。

患者糖尿病史10年,糖尿病肾病半年。目前尿潜血(+++),尿蛋白(+++),尿素氮13.82mmol/L,血肌酐210μmol/L,血糖12.2mmol/L。刻下:面色萎黄,双眼睑及双下肢水肿,小腿粗糙色黯,乏力,纳差,无恶心、呕吐等症,苔薄腻,脉沉。处方:

肉桂10g,茯苓40g,桃仁10g,丹皮10g,赤芍20g,牛膝20g,丹参20g,石斛10g。

服上方四15剂,症状无缓解,化验无改变。再次详审患者,体型偏胖,面色萎黄,腹大而软,辨为黄芪体质。改方:

黄芪30g,肉桂10g,茯苓40g,丹皮10g,赤芍30g,桃仁10g,牛膝20g,石斛10g,丹参20

服上方30剂,患者感乏力好转,尿素氮11.4mmol/L,肌酐195μmol/L,其他仍旧。就此病例请教黄师。师曰:黄芪重用。处方：

黄芪 60g，肉桂 10g，茯苓 40g，丹皮 10g，赤芍 30g，桃仁 10g，牛膝 20g，石斛 10g，丹参 20g。

服上方三个月，乏力、食欲好转，肾功能恢复正常，尿蛋白 3 个，尿潜血无，血糖 9mmol/L，水肿依旧。

上方再进四 15 剂，肾功能正常，尿蛋白 3 个，水肿消失。某三甲医院的肾病专家见之惊奇不已。余嘱患者每次化验后，都要让其专家记录，以便总结中药治疗该病的效果。

目前患者仍在继续调理中。

临证心得：本病属于疑难病证，余经验不多。以前曾对此种病证运用过肾气丸，疗效不著。本病余起初忽视了患者根本体质，从而效果未显。转而从患者体质着手，又经黄师指点大剂量运用黄芪，经过守方坚持治疗，终于收到了意想不到的效果。患者体型胖，面黄，腹软，水肿，显然黄芪体质，下肢皮肤粗糙，乏力，提示桂枝茯苓丸和四味健步汤证，故三方合用之。

082 桂枝茯苓丸合四味健步汤

治水肿案

于某，女，63 岁。2008 年 3 月 10 日初诊。

患者体形瘦弱，双下肢水肿两年有余。西医诊断不明确，中医曾用清热、滋阴、益肾等法治疗，均无效果。来诊时，水肿，肤色白皙，畏风怕冷，小便常规潜血 +++，苔白，脉弱。余告之，此阳虚也，他医以凉药治疗大谬！遂投金匮肾气汤加味治疗 10 天，孰料患者药后，浑身燥热，头晕，失眠，难以忍受。药不对证，复改补气健脾之六君子汤治疗月余，患者一切依旧。面对患者羞愧之至！踌躇中求教黄师。师曰：桂枝茯苓丸合四味健步汤治之。处方：

肉桂 10g，茯苓 30g，丹皮 10g，桃仁 10g，白芍 15g，赤芍 20g，牛膝 20g，石斛 15g，丹参 20g。

上方服用一个月后，患者诉感觉良好，水肿轻。再服半个月后化验，尿常规正常。余颇惊讶！后患者因劳累前证又发，用前方加味再服一个月，复诊水肿无，尿常规皆为阴性，至今半年无复发。

临证心得：此患者久治乏效，几经曲折，究其故乃不明患者之体质也！患者体形瘦弱，皮肤白皙，怕冷畏风，脉弱，显然桂枝体质。后见患者舌质黯，下肢粗糙，此为瘀血之象，故用桂枝茯苓丸。四味健步汤强壮下肢，改善局部血液循环，亦为中的之方，收效自是必然。黄师在《药证与经方》一书中提到：英国人实验研究，桂枝茯苓丸能明显改善肾脏功能和病理所见。另据山西中医研究所报道：活血化瘀具有抗变态反应作用，从而减轻肾脏的变态反应性炎症、肾小球毛细血管通透性。当然运用时必须要有方证。余失败之病例，经黄师指点方柳暗花明，教训深刻，耐人寻味！

083 小柴胡汤合温胆汤
治水肿案

左某，女，47岁，河北省河间市十一街人。于2013年4月19日初诊。

患者一年来眼睑和双下肢水肿，双上肢酸胀，乏力，倦怠异常，腰膝酸软，畏寒，医院检查无异常。曾服金匮肾气丸无效。舌苔白腻，脉滑。处方：

柴胡12g，黄芩10g，半夏10g，党参10g，当归12g，川芎10g，白芍15g，白术20g，茯苓20g，泽泻20g，生姜3片，大枣5个，甘草6g。5剂，水煎服。

复诊：疗效不明显。观患者体形高大肥胖，皮肤细腻有光泽，另外询知患者头晕，胸闷，梦多，烦躁易怒，易惊吓。腹诊：右肋下硬满不适。再方：

柴胡12g，黄芩10g，半夏10g，党参10g，茯苓20g，陈皮10g，枳壳12g，竹茹12g，生姜3片，大枣5个，甘草6g。

服用5剂药后，患者眼睑和腿部水肿大轻，胸闷缓解，自觉气力有加。效不更方，再进5剂。

结果：已无任何不适。

临证心得： 慢性水肿中医传统辨证认为由脾虚或肾虚所致。此患者曾用金匮肾气丸无效。笔者最初根据症状辨为气、血、水停滞，断然以小柴胡汤合当归芍药散治疗，结果疗效不佳。复诊时经过体质辨证，认为该患者属于柴胡半夏结合之体质，又经仔细询问，恍然大悟此乃温胆汤证。调方后，果收奇效。胸胁胀满，烦躁易怒，右肋下胀满，为柴胡体质的表现。温胆汤的方证是：心虚胆怯，遇事易惊，或梦寐不详，或气短心悸，或自汗，或面部虚浮，四肢浮肿，饮食无味，心虚烦闷，坐卧不安。黄师认为其体质为：多见中青年，体形中等偏胖，营养状况好，面部皮肤比较细腻；主诉较多，自觉症状严重，多主诉头疼，头晕，失眠多梦，尤其是噩梦，易惊，恐惧感；患者多有白大衣性高血压、恐高、晕车的表现。

084 四逆散合猪苓汤
治尿路感染案

史某，女，32 岁，河间市供销大厦职工。尿痛、尿频、尿烧灼十余天，伴小腹不适、腰酸、心烦、口渴等症。肌注先锋霉素三天无效。尿常规有少量白细胞和红细胞。舌红，脉数。处方：

柴胡 12g，枳实 15g，白芍 20g，猪苓 20g，茯苓 20g，泽泻 20g，阿胶 10g（烊），连翘 20g，栀子 10g，滑石 20g，甘草 6g。

4 剂痊愈。

临证心得：黄师治疗热证之尿路感染，常用四逆散合猪苓汤。其运用四逆散乃效法前贤范中林的经验。猪苓汤是仲景用来治疗淋证的专方，其主要方证是：小便不利、涩痛，尿血而渴欲饮水。两方合用能很快消除患者的小腹窘迫和尿道刺激症状。余以前治疗湿热型尿路感染多以八正散投之，效失参半。自学习黄师上法后，临床验证，确为此型尿路感染之良法！

085 柴胡加龙骨牡蛎汤合栀子厚朴汤

治慢性泌尿系感染案

高某，女，69 岁，华北石油三部医院退休职工。2012 年 5 月 17 日初诊。

患者有泌尿系感染 5 年，间断性发作，劳累时诱发。2 个月前劳累后再次发作。刻下：尿频、尿急、尿痛，小腹急迫，有烧灼感，全身乏力，食欲减退，做事无兴趣，不愿出门，苦恼异常。尿常规化验有白细胞、红细胞。曾服用氟哌酸、三金片及清热利湿之中药，皆不见效。望诊：体形中等偏瘦，面色黄暗，舌淡苔黄而腻，脉象数而无力。处方：

黄芪 30g，当归 10g，猪苓 20g，茯苓 20g，泽泻 20g，阿胶 10g，滑石 20g，连翘 30g，黄柏 10g。5 剂，水煎服。

二诊：上述症状无改善，并自诉烦躁、失眠、胸闷、心悸、口干苦。仔细审查脉象有弦象，腹诊右肋下有不适感。调整治疗方案：

柴胡 12g，黄芩 10g，半夏 10g，党参 10g，茯苓 20g，桂

枝 10g，大黄 3g，龙骨 30g，牡蛎 30g，栀子 10g，厚朴 10g，枳壳 10g，生姜 3g，大枣 5 个。5 剂，水煎服。

三诊：患者尿频、尿急、尿痛、小腹紧迫之症大轻，睡眠好，烦躁减轻。依守前方再进 10 剂，遂愈。随访半年无复发。

临证心得：慢性泌尿系感染用抗生素治疗多无效果，清热利湿之中药亦伤正气，往往使病情迁延不愈。经方猪苓汤是黄师治疗泌尿系感染的专方，尤其对于反复发作的老年妇女，有很好的效果。所以，笔者初诊以猪苓汤为主方，加用当归黄芪汤以提高正气，兼用连翘、栀子清其标热。本以为会收佳效，结果却令人大失所望。当此时，患者诉失眠、烦躁胸闷、心悸等症。笔者突然想到《伤寒论》："伤寒八九日，下之，胸满烦惊，小便不利，谵语，一身尽重，不可转侧者，柴胡加龙骨牡蛎汤主之。"此患者体形和腹诊支持柴胡体质，其方证不正是柴胡加龙骨牡蛎汤之方证吗？方证相符，效何疑焉？遂果断处方。又因烦躁不安甚，故加用栀子厚朴汤，果愈。笔者体会：临床诊病处方，千万不要想当然，不可随意臆测，不可用阴阳五行、气血、脏腑辨证的理念束缚住自己，随时观察方证变化，证变则方变，药随方变，寻方证，依药证，方证必须相随，有是证用是药，岂能无效？

086 温胆汤合八味除烦汤
治小便疼痛案

孙某，女，65岁，居住在河间市教委家属楼。于2011年11月7日初诊。

患者体形肥胖，皮肤光滑饱满。既往有高血压、冠心病、颈椎病。五年来间断性出现小便疼痛，伴头晕腹胀，尿常规化验正常。服用抗生素无效，用利水通淋之中药也不理想。现症状：小便时疼痛、频数伴烧灼，胃脘和小腹胀满不适，喜暖，头晕，胸闷，眠差，乏力，有烘热感，无食欲，心烦易怒，忐忑不安，易惊恐紧张。舌苔白腻，脉象滑实。处方：

半夏20g，茯苓20g，厚朴20g，枳壳20g，黄芩15g，连翘20g，栀子10g，陈皮15g，竹茹12g，滑石20g，甘草6g。7剂，水煎服。

复诊：小便疼痛无，头晕腹胀减轻，食欲有，心情好转。守方再服7剂，一切感觉良好。

临证心得： 尿痛多归为中医淋证的范畴。根据该患者小便疼痛、频数烧灼，当辨为热淋，施以清热通淋之法应该有效，但该患者运用此法竟然没有效果，何故？遵从黄师未辨方证先辨药人的诊治思维，我们首先辨别患者体质，患者体形肥胖，皮肤光滑饱满，情感丰富，精神紧张，此之谓半夏体质。再辨方证：头晕，胃满，失眠，心烦，烘热，温胆汤合除烦汤之方证凸显，遂果断投之，自然效佳。笔者注意到半夏体质的患者，往往用补药产生腹胀，用寒凉药易乏力，药不对症患者会痛苦莫名，出现诸多不适。中医治病必求于本，良有以也！

087 柴胡加龙骨牡蛎汤等
治前列腺炎案

赵某，男，40岁，河间市二街人。2008年11月12日初诊。

患者小腹坠胀，尿有余沥，伴失眠、自汗、焦虑一年余。某医院诊断为前列腺炎。曾服清热解毒之中药无效。舌白苔润，脉沉。处方：

熟地20g，山药15g，山茱萸10g，茯苓20g，泽泻20g，丹皮10g，肉桂10g，附子6g。7剂，水煎服。

二诊：服前药症状无改善。前方再进7剂。

三诊：依然无效。详观患者体型偏瘦，面色黯黄。主诉纷繁，焦躁不安。柴胡体质无疑。改方：

柴胡12g，黄芩10g，半夏10g，党参10g，茯苓20g，大黄3g，肉桂10g，龙骨30g，牡蛎30g，栀子10g，厚朴10g，枳壳10g，生姜3片，大枣5个。7剂，水煎服。

三诊：失眠、盗汗大轻，腹部坠痛亦减。前方再进15剂。

四诊：一切恢复如初。

临证心得： 前列腺炎一病有湿热者，有阳虚者，有瘀血者，临床症状表现不一。常用经方有肾气丸、桂枝茯苓丸、薏苡附子败酱散等。因本病迁延难愈，影响日常生活，也时有郁证存在。经方方证多为柴胡加龙骨牡蛎汤。该患者余起初治疗即陷入了常法的套方治疗，而忽视了郁证的存在，乃余诊察粗疏之过。黄师多用此方治疗那些柴胡体质的抑郁症、焦虑症等病。又因该患者出现心烦、腹满、卧起不安之栀子厚朴汤证，故合用之。

088 黄连解毒汤合龙胆泻肝汤
治前列腺炎案

张某，男，33岁，河间市黎民居中学教师。2013年12月7日初诊。

患者体格强壮。小便间断性频数疼痛半年，尿液污浊，时有白色分泌物，有烧灼感，小腹坠胀疼痛，心烦意乱，梦多。不能食用辛辣食物，否则加重。医院诊断为慢性前列腺炎，经用抗菌消炎等药不理想，今来求中医治疗。患者面红唇干，舌苔黄腻而厚，脉象弦数。处方：

栀子10g，黄柏10g，柴胡12g，黄芩15g，生地15g，车前子20g，泽泻20g，黄连6g，当归10g，甘草6g。5剂，水煎服。

患者药后诸症均有减轻。改前方栀子15g，黄芩20g，余不变，守方15剂。

后患者来告，全部症状消失，已如常人。

临证心得： 此患者体质强健，面红唇赤，小便频数疼痛，烦躁，舌苔黄腻，脉象弦数，当知乃火热体质。遂疏黄连解毒汤合龙胆泻肝汤加减。因体质明了，方证明确，药量大，守方久，最终顺利收功。黄连解毒汤和龙胆泻肝汤虽属时方，但黄师根据体质、方证、药证，经常运用此两方治疗热证之前列腺炎。学习黄师此经验，应用几例这种患者，皆效果良好，实堪玩味。

089 附子理中汤合当归四逆散治前列腺炎案

宋某，男，33 岁，河间市教委家属楼居住。2009 年 7 月 13 日初诊。

患者患前列腺炎三年有余，西药治疗不理想，亦曾用清热解毒之中药治疗，也未见效。刻下：小便排出有余沥、分叉，阴囊潮湿，小腹坠胀不适，面色红润有光泽，唇红，喜热饮食，咽喉无充血，舌淡红，尺脉沉紧。处方：

附子 6g，党参 20g，白术 10g，干姜 10g，肉桂 10g，白芍 20g，细辛 6g，当归 10g，通草 6g，生姜 3 片，大枣 5 个，甘草 6g。

服用上方 5 剂，无明显不适，继续守方一个月。

复诊：尿有余沥除，阴囊潮湿大轻，小腹尚觉不适。调方：

附子 10g，党参 20g，白术 10g，干姜 10g，肉桂 10g，白芍 30g，细辛 10g，当归 15g，通草 6g，生姜 3 片，大枣 5 个，甘草 10g。

一个月后复诊，诸症尽消。

临证心得：慢性前列腺炎是男性之常见病，而且缠绵难愈，令病家痛苦不堪。西药疗效欠佳，而中药又多服用清热解毒之药物。笔者观察，清热解毒之药治疗慢性前列腺炎往往无效。临床体会此类患者日久不愈已为阳虚，如果滥用凉药，不仅无效反而会加重病情。临床上大多中医认为前列腺炎属湿热证为多，清热利湿之药为常规用法，然而本患者运用前法竟然无效。观其面红、唇红，似乎属于热性体质，但用寒药无功，知其辨证有误。再通过全面仔细的辨别，其阴囊潮湿，喜热饮食，咽喉望诊无充血，舌质淡红，脉象沉紧，按此提示本病热证为假象，其根本乃是寒性体质。故用附子理中汤振奋脾肾阳气，用当归四逆散温经通络，两方一合一开，一收一散，改善体质为本，调理症状而除标，终收佳效。根据黄师经验：慢性病治疗的关键必须要从体质切入。头痛医头，脚痛医脚，此乃下工之法！

090 肾气丸加牛膝
治前列腺炎案

马某，男，50岁，河间市南马滩村人。2013年10月9日初诊。

患者主诉患前列腺炎已经5年，曾服抗生素治疗无效，亦曾用清热解毒之中药，不仅无效，且症状有增重之势。刻下：小便频数，尿有余沥，夜尿尤多，伴腰酸畏寒，乏力，食欲不佳，睡眠质量不高，舌质淡，苔白稍腻，右尺脉沉弱。处方：

熟地20g，山药12g，山茱萸10g，茯苓12g，泽泻12g，丹皮10g，肉桂10g，附子10g，牛膝20g。7剂，水煎服。

药后患者感觉夜尿减少，食欲好，精神不错。药已中的，坚持守方一个月。

结果：患者小便无频数、较前有力，腰酸无，食欲大佳，感觉全身温暖有力量。

临证心得： 本案笔者运用了《金匮要略》中的肾气丸。黄

173

师认为此方是古代的理虚方，经典的老年病用方，有温阳利水强壮等功效。其体质要求是：中老年多见；神情倦怠，易疲劳，肌肤松软，腰膝酸软，下半身尤其下肢常感寒冷，或有浮肿，时常出现烦热感；小腹部松软无力或拘急不适感。本病例为增强壮腰膝之功加用了牛膝。笔者体会：老年男性疾病，尤其泌尿系统疾病应用肾气丸的机会很多，提醒医者注意此方体质的观察和方证的寻找。

091 柴胡加龙骨牡蛎汤
治早泄案

霍某，男，27岁，河间市人。2009年8月5日初诊。

患者形体中等。主诉早泄半年余，服用六味地黄丸一个月无效。伴腰酸、胸闷、头晕、烦躁易怒、眠差等症。要求服用中药补肾，言肾虚至极。舌红，苔白，左关脉弦数。处方：

柴胡12g，黄芩10g，半夏10g，党参10g，桂枝10g，茯苓15g，大黄3g，龙骨30g，牡蛎30g，甘草6g，大枣5个，生姜3片。7剂，水煎服。

二诊：腰酸无，精神好。前方再进15剂。

三诊：早泄大轻，睡眠好。自云肾已不虚。守方再服7剂。

临证心得：时下肾虚一词颇为流行，皆云十人九虚，而补肾壮阳药物也风靡一时。然据黄师临床观察，年轻人肾虚者少也，阳痿早泄之病多为精神不畅所致。此种患者经仔细询问，多有精神烦乱等症，而肾脉也很少有虚象，服用补肾之药往往适得其反，愈补而病愈甚。患者不可不慎，医者不可不察。早泄在临床中柴胡加龙骨牡蛎汤证比较多见，该方诚可谓治疗早泄之良方也！

092 肾气丸

治不育症案

翟某，男，32岁，河间市务二头村人。2010年7月3日初诊。

患者结婚9年，未曾避孕，妻子检查无异常，但一直没有小孩。刻下：身材中等，面色黧黑。主诉腰酸腿软，精神倦怠，乏力异常，畏寒肢冷，阳痿，早泄，性欲减退，阴囊潮湿。曾服用五子衍宗丸数月而无效。精液常规检查：精子成活率19%，精子不液化。舌淡苔白，脉象沉缓无力。处方：

熟地20g，山药15g，山茱萸15g，茯苓12g，泽泻12g，丹皮10g，肉桂10g，附子10g。10剂，水煎服。

二诊：药后患者感觉精神振作，腰酸、畏寒、阳痿有所缓解。前方不变，再服10剂。

三诊：精液检查，成活率50%。守方再服15剂。药进十1剂，患者喜告妻子已经怀孕。

临证心得：患者不育年久，精子成活率较低，他医辨病治疗，给予五子衍宗丸治疗，结果无效，何故？因为没有注意到患者根本的体质与当下的方证。基本矛盾和主要矛盾皆未解决，而是见病治病，忽略了中医的根本手段即辨证论治，所以无效。

根据患者腰膝酸软、畏寒肢冷、阳痿早泄等症，笔者辨为肾气丸证。黄师应用此方的体质要求是：神情倦怠，易疲劳，肌肤比较松软，腰膝酸软，尤其下肢常感寒冷，或有浮肿，时常出现烦热感，小腹部松软无力或拘急不适感。本患者体质与方证吻合，效何疑焉？

093 柴胡加龙骨牡蛎汤合栀子厚朴汤
治梦遗案

田某，男，33 岁，河间市京开路居民。2012 年 7 月 28 日初诊。

患者结婚已经 7 年，近几年来每月梦遗两三次，夫妻生活质量下降，精神恍惚，睡眠不佳，头晕心悸，每天胡思乱想而不能控制，严重影响工作。求治于中医，有医说肾虚所致，给予六味地黄丸治疗，服用两个月，不仅无效且有病情加剧之势。再转他医诊治，此医云为心肾不交，予以补肾安神之药治之，结果初则有效，继之无效。患者经人介绍来我门诊治疗。刻下：患者体形中等偏瘦，目光游离不定，面部表情丰富。主诉每夜乱梦纷纭，每月梦遗两到三次，竭力控制，但未能如愿。腰酸腿软，头晕乏力，爱急躁和紧张，易出汗，睡眠很轻。腹诊：右肋下有不适感。舌红苔薄，脉象弦数。嘱其放松思想，加强体育锻炼，积极参与社会活动，清心寡欲，远离色情影视，同时服用下方：

柴胡 12g，黄芩 10g，半夏 10g，党参 10g，茯苓 20g，大黄 3g，桂枝 10g，龙骨 30g，牡蛎 30g，栀子 10g，枳壳 10g，厚朴 10g，生姜 3 片，大枣 5 个。15 剂，水煎服。服 3 天停 2 天。

二诊：患者诉本月梦遗仅 1 次，精神振作，工作逐渐有兴趣。守方再服 10 剂。

随诊半年来未再出现梦遗，其他症状也随之消失。

临证心得：梦遗一证肾虚者极少，多为心思不宁，胡思乱想所致，所以盲目补肾不仅于事无补而且还会加重病情。本患者多思善虑，忧郁紧张为柴胡体质；惊悸、乏力、头晕为柴胡加龙骨牡蛎汤证；烦躁汗出、不眠为栀子厚朴汤证。两方合方共奏疏肝、宁心、清热、安神之功。经方医学有其证用其药，目标明确，有的放矢，非人云亦云、凭空臆测之学可比。

094 葛根汤
治阳痿案

翟某，男，33 岁，河间市务尔头村人。2013 年 6 月 27 日初诊。

患者阳痿、早泄四五年有余，精神疲惫，腰酸，怕冷，乏力，性欲冷漠，心烦意乱，眠差。笔者辨为金匮肾气丸证。以下方加减治疗：

熟地 20g，山药 15g，山茱萸 15g，茯苓 12g，泽泻 12g，丹皮 10g，肉桂 10g，附子 10g，淫羊藿 15g，仙茅 15g，枸杞子 12g，菟丝子 12g，阳起石 20g，金樱子 30g，黄芪 30g。

上方服用 21 剂，效果不明显。笔者踌躇之余，再次详细诊察。患者主诉本人从事打烧饼的工作，每天起早贪黑，非常劳累，而且经常感到颈项沉重、酸胀、或疼痛，一直延伸到后背。观患者体型虽矮，但非常强健，面色黝黑而缺乏光泽。余猛然想到黄师曾说葛根汤有治疗阳痿的作用，遂书写下方与患者：

葛根 30g，麻黄 10g，桂枝 10g，白芍 15g，生姜 3 片，大枣 5 个，甘草 6g。7 剂水煎服。

患者药后颈项疼痛、酸胀感好转，同时发现有了性欲冲动，喜出望外。余嘱其再服前方 14 剂，结果阳痿渐愈。

临证心得： 此患者笔者初用壮阳补肾之药数副，未见寸效，何故？思之乃是受阳痿多肾虚的思路影响，先入为主，没有辨别体质，没有全面分析方证。该患者体格壮实，肌肉丰满，面色黝黑，容易疲劳，且是体力工作者，此当属于麻黄体质；其项背疼痛不适正是葛根汤主证。另外根据黄师经验，此方是治疗阳痿、抗精神疲倦的良方。据此，断然改方，结果疗效出人意料。黄师认为麻黄有兴奋中枢神经的作用，可兴奋大脑和皮层下中枢，从而引起精神兴奋。

095 黄连解毒汤、桂枝茯苓丸
治过敏性紫癜案

张某，男，28 岁，河间市小赵庄村人。一个月前四肢不明原因发现瘀点，初较少，后增多。血常规检查血小板正常。沧州中心医院诊断为过敏性紫癜，予以激素治疗效果不佳，转投我处治疗。患者体型强壮，面红，唇红，咽喉鲜红，舌红，脉弦数。为典型热性体质。处方：

黄芩 20g，黄连 6g，黄柏 10g，栀子 10g，连翘 50g，生姜 3 片，大枣 20g。5 剂，水煎服。

二诊：四肢瘀点明显减少，上肢已近消失。原方再进5 剂。

三诊：下肢瘀点依旧存在，左下腹充实，小腿皮肤粗糙，认为有瘀血存在。改方：

牛膝 30g，丹皮 10g，茯苓 15g，白芍 30g，赤芍 30g，桃仁 10g，连翘 30g，栀子 10g。7 剂，水煎服。

四诊：下肢瘀点几乎全部消失。

临证心得： 余治疗此病较少，经验不足。黄师治疗此病对于体质较好者，多处以《外台秘要》之黄连解毒汤；体弱伴心烦，或便血者多用黄连阿胶汤。该患者热性体质一望了然，故初用黄连解毒汤。收效后又无效，认为有瘀血存在，又投桂枝茯苓丸加味，凉血活血，最终收效。方中用大量白芍，取其养阴止血，此经验来源于唐荣川的《血证论》。

096 柴胡加龙骨牡蛎汤
治过敏性皮炎案

张某，男，43岁，形体偏瘦，河间市自来水公司职工。2008年3月10日初诊。

患者近一个月来每到夜间皮肤瘙痒，前胸、上肢均出现红斑、丘疹，遇风冷和食辛辣食物后加重。沧州中心医院诊断为过敏性皮炎，给予抗过敏和激素药治疗，初用有小效，后用无效。无奈转中医治疗。舌红，脉象弦。余辨为风邪，本"治风先治血，血行风自灭"之意。处方：

生地15g，当归15g，白芍20g，川芎10g，桃仁10g，红花10g，乌蛇10g，白鲜皮15g，荆芥10g，防风12g，甘草6g。5剂，水煎服。

复诊：药后无效。再次详观患者，表情烦躁，语无伦次，坐立不宁。问其最近有无伤心恼怒之事，回答因夫妻感情不和于上月离婚。问睡眠如何？答一夜只能睡三四个小时。余辨此患者为柴胡体质，疏柴胡加龙骨牡蛎汤治疗。

柴胡 12g，黄芩 10g，半夏 10g，党参 10g，大黄 3g，桂枝 10g，茯苓 20g，龙骨 30g，牡蛎 30g，甘草 6g。5 剂，水煎服。

三诊：药后夜间不再发作，红斑丘疹消失，睡眠可。原方再进 3 剂。

随诊至今未再发作。

临证心得：本例患者西医诊断于前，余以风为患诊断于后，断然用活血之法治之，却忽视了患者的体质，从而导致了无效的结局。通过体质辨证，又结合患者有发作往来、休作有时之柴胡证的特点，紧紧抓住患者目前的全身状态和主要矛盾，转而收功。

097 荆芥连翘汤
治过敏性皮炎案

曹某，女，50岁，河间市曙光小学老师。2012年10月13日初诊。

患者近五年来，颜面部不明原因出现红斑、瘙痒，且有渗出，面色红黑，目睛充血，唇面红赤，口干苦，烦躁怕热，大便不爽，食辛辣和海鲜后容易加重。医院诊断为过敏性皮炎。曾用清热利湿之中药，或有小效，然仍反复发作。患者体质强健，咽喉充血，胸胁部有抵抗感，舌红苔黄，脉弦数。处方：

黄连6g，黄芩15g，黄柏10g，栀子10g，生地15g，当归10g，白芍20g，川芎10g，荆芥10g，连翘20g，柴胡12g，桔梗10g，白芷10g，枳壳10g，防风10g，薄荷6g。7剂，水煎服。

7剂药后，患者面部红赤减轻、红斑减退、瘙痒不剧，全身烦热感无，前方迭进21剂，患者颜面光滑，已无任何不适，随访 1 年无复发。

　　临证心得： 过敏性皮炎临床多见，治疗上不易痊愈。其发病迅速，变化多端，让患者深以为苦。此例患者就有其主要特点，反复发作，治疗乏效，令患者焦虑不已。笔者不去着眼其证，而着眼于体，庶几可以彻底改变其体质，以杜绝发作。上方为日本汉方流派一贯堂医学的经验方，也是青年人腺病体质的调理方，有散风理气、和血泻火解毒的功效，适用于以红肿热痛为特征的头面部炎性疾病和热性体质的调理。该患者体质强健，面色红黑，眼睛、唇口、咽喉充血，怕热，烦躁，俨然是热性体质，故用荆芥连翘汤慢慢调体，从根本处解决问题。实践证明，此方可师可法。

098 荆芥连翘汤
治痤疮案

徐某，男，22 岁，唐山某大学在校生。2009 年 7 月 25 日初诊。

患者形体中等，面暗唇红。患痤疮半年余，整个脸庞密密麻麻，大如豆粒，红肿有白色脓头，以下巴为著，食辛辣食物后加重。曾用过治疗痤疮外用抹药，但无效。咽喉暗红，舌质红，苔腻微黄，脉滑。处以荆芥连翘汤治之：

黄连 6g，黄芩 10g，黄柏 10g，栀子 10g，生地 15g，当归 10g，白芍 10g，川芎 10g，荆芥 10g，桔梗 10g，薄荷 10g，连翘 20g，白芷 10g，柴胡 12g，甘草 6g。7 剂，水煎服。

药后痤疮减轻，脓头消失。守方服用 21 剂，面上痤疮外观已不明显。

临证心得： 痤疮好发于青年人，严重影响美观和心情，而且临床治疗往往缺乏有效的方法。黄师通过多年的临床观察，发现日本一贯堂的经验方荆芥连翘汤治疗此病有较好的疗效。

使用此方的指证为：疮体高突明亮，色红化脓，脓液黏稠；多体格强健，面色潮红或红黑、有油光，目睛充血，咽喉充血，唇红，易焦虑烦躁。此方虽非经方但因配伍严谨，方证明确，故临床应用广泛而效佳。

099 防风通圣散
治痤疮案

李某，女，33 岁，河间市某餐馆老板。2013 年 11 月 20 日初诊。

患者体形肥胖，面白而红有油光。半年来面部出现片状痤疮，红大如豆粒，顶有白脓，后背亦有，痒而微痛；食欲旺盛，爱食鱼肉，脾气暴躁，大便秘结。曾用清热解毒之药但未见效果，又用各种化妆品力图改变，不仅无效且有加重之势。舌苔厚腻，脉象滑数有力。处方：

麻黄 10g，大黄 15g，防风 10g，连翘 30g，栀子 10g，薄荷 10g，芒硝 15g，黄芩 20g，石膏 30g，川芎 10g，当归 12g，白芍 30g，白术 10g，荆芥 10g，桔梗 10g，滑石 20g，生姜 3g，甘草 6g。7 剂，水煎服。

二诊：痤疮明显减少，白脓已无，大便爽快。原方再进 10 剂。

随访：痤疮已不明显，大便每天 1 次，体重较前有所减轻。

临证心得： 痤疮患者临床分型复杂，黄师常用方有荆芥连翘汤、葛根汤、桂枝茯苓丸、防风通圣散等。上例痤疮患者体形壮实肥胖，精力旺盛，面红有光，食欲好，以肉食为主，大便秘结，痤疮红大有白脓，舌苔厚腻，脉象滑数。据此笔者判断为防风通圣散体质和防风通圣散证，有的放矢，其效彰矣！。

100 柴胡桂枝干姜汤合当归芍药散治痤疮案

张某，女，22岁，吉林某大学学生。2009年7月15日初诊。

患者痤疮两年有余，反复发作，下巴处成片状，大者如绿豆大小，时有脓尖，颈部后背亦有；烦躁易怒，胸闷嗳气。曾用中药清热泻火之药，有小效，然不久即复发。观其体型修长，面白；痤疮为暗红，颗粒大者顶有脓点，偶有痛感和痒感；唇淡红，咽喉望诊无充血，舌苔虽黄，然舌质却淡。问其下肢怕冷否？答喜暖畏寒。脉象沉细。处方：

柴胡12g，黄芩10g，天花粉20g，牡蛎20g，桂枝10g，干姜10g，附子6g，当归10g，白芍15g，茯苓20g，泽泻20g，白术15g，川芎10g，甘草10g，水煎服。

患者服用7剂药后，下巴处痤疮大减，颗粒大者已消失，精神愉快。前方续进。

患者服用上方14剂药后，痤疮已不明显。随访两年无复发。

临证心得：痤疮多见于青春期男女，发病广泛，治疗效果不稳定。黄师治疗此病经验丰富，常用处方有荆芥连翘汤、葛根汤、桂枝茯苓丸、防风通圣散，临床效果皆佳。据笔者临床观察，在京津一带的痤疮患者，多有柴胡桂枝干姜汤的体质，体形中等或偏瘦，痤疮暗红，舌质淡，胸满烦闷，下部畏惧寒冷；经用柴胡桂枝干姜汤治疗，效果绝佳，而且极少反复。此病非表非里，非寒非热，而是病在少阳和太阴，寒热交杂，虚实并见。遣方用药，单纯寒凉或温热都不易收工，而柴胡桂枝干姜汤合当归芍药散汤清热温下，活血利湿，着实能迅速改善症状，从根本上改变本病的体质。笔者近几年来留心观察，共治疗痤疮患者93例，而运用柴胡桂枝干姜汤合当归芍药散治疗者就有75例，且效果十分满意。今录之，以供同道参考

101 温经汤
治黄褐斑案

殷某，女，37岁，河北省河间市景和小学老师。2012年7月21日初诊。

患者体形矮小，偏瘦。10年前生完孩子后，脸上突然出现多块大小不等的黑斑，分布在额头、两侧脸颊，日晒后加重；面色晦暗，头发干枯发黄、易落，乏力倦怠，口唇干燥，手脚干枯皲裂，胃脘胀满，小腹喜暖畏寒，手足不温，月经量少，色淡，腰膝酸痛，舌质淡，脉细数。处方：

吴茱萸10g，当归10g，川芎10g，白芍10g，阿胶10g，党参10g，桂枝10g，丹皮10g，麦冬10g，半夏10g，生姜3片，大枣5个，甘草6g。7剂，水煎服。

服用上方后自觉有力，但黄褐斑无变化。是药不对症，还是用药时间太短？仔细思考辨证应该无误，方药也属对证，既然有的放矢，岂能举棋不定，守方再服。

21剂药后，面部斑块变浅，面色红润有光泽，月经量多。

前方再进 21 剂。

复诊：已与之前判若两人，黄褐斑基本消失，面色光滑，全身湿润，精力充沛，女子韵味尤浓，余症皆无。

临证心得：黄褐斑又名妊娠斑、肝斑，为颜面局限性淡褐色沉斑。本病与中医"面尘""黧黑斑"相类似，好发于女性，特别是妊娠期、产后和口服避孕药的妇女。中医治疗此病或疏肝健脾益肾，或活血化瘀通络，此患者笔者为何选用经方温经汤呢？温经汤是《金匮要略》里治疗少腹有寒、久不孕者的方剂。黄师发现此方的运用适合于下列体质：体形中等或消瘦；皮肤干枯、发黄、发暗，缺乏光泽，或潮红或暗红；口唇干燥、干瘪而不红润，或疼痛，或有热感；毛发脱落、干枯、发黄，易于折断；小腹拘急或疼痛；手掌、脚掌干燥，摩擦后沙沙作响，容易有裂口和毛刺；小腿粗糙干燥；月经周期紊乱或闭经，阴道干涩或瘙痒，白带少，性欲低下，容易疲劳和腰腿酸软；身体有发热感，容易失眠，烦躁。根据黄师所提出的温经汤体质，笔者发现此例患者体质较为典型，故在初次服用药物无效的情况下，还是坚持了守方，结果疗效凸显。笔者体会：体质调理，坚持守方也是疗效的关键！

102 柴归汤加荆芥、防风
治牛皮癣案

冯某，男，38岁，河间市曙光小学老师。2012年10月18日初诊。

患牛皮癣十余年，食辛辣和海鲜等食物后容易加重，曾在京津和哈尔滨等专科医院用中药治疗，效果不甚理想。刻下：全身散在多处鳞屑斑，两小腿为著，基底较厚，有白屑脱落；头面部红斑明显较多，瘙痒；天气炎热或寒冷时会加重，无渗出，无便秘；时有心烦，易怒。唇红，咽喉无充血，舌淡红，脉象弦数。处方：

柴胡12g，黄芩20g，半夏10g，党参10g，当归15g，白芍20g，茯苓15g，泽泻15g，川芎10g，荆芥15g，防风15g，甘草6g。15剂，水煎服。

二诊：药后病情无加重，也无减退，再用前方15剂。

三诊：患者面部红斑消退，瘙痒减轻，小腿鳞屑斑面积似小且见柔软。前方继服两个月。

结果：头面部红斑已不明显，小腿鳞屑斑面积大幅度缩小，其他地方红斑和鳞屑斑也不同程度减轻。患者说："这是多年来服药最有效的一次！"

临证心得：牛皮癣为慢性皮肤病，治疗难度很大。西医用激素疗法，效果不是太好；中医辨证分型复杂，有风热型、血热型、血燥型、湿热型等，方药种种，大多以清热凉血或利湿清热等法治疗。笔者根据黄师经验应用了柴归汤。从此病的病机来看，主要是气血不和，水液代谢失常，造成气、血、水的产生和运行紊乱。长期反复不愈，寒热夹杂，气虚、血瘀、水停并见，是当前患者的主要矛盾和方证。柴归汤是一种天然的免疫调节剂，能很好地改善患者体质，提高免疫功能，减轻患者症状。方中加用荆芥和防风两药，黄师体会可以加强祛风理血、调节免疫的作用。

103 黄连解毒汤加柴胡、连翘
治带状疱疹案

董某，男，63岁，河间市化肥厂家属楼居民。2013年8月17日初诊。

患者5天前左胸上方出现椭圆形红斑，继之出现水泡，疼痛烧灼并向周围扩散；失眠，烦躁，食欲减退。医院诊断为带状疱疹，曾静脉点滴病毒唑，效果不佳。患者身材高大健壮，面红，舌苔黄腻，脉象弦数有力。处方：

柴胡25g，黄芩20g，黄连6g，黄柏10g，栀子10g，连翘40g。5剂，水煎服。

患者药后疼痛大减，疱疹结痂。再服前方5剂，痊愈。

临证心得： 带状疱疹是一种急性皮肤黏膜感染性疾病，现代医学治疗往往乏效。本患者笔者应用了黄连解毒汤合柴胡加连翘。黄师经验：胸胁部多为柴胡带，是柴胡证胸胁苦满的延伸。黄连解毒汤适用于体格强健、面色红黑有油光、目睛充血、口唇暗红或紫红、舌质暗红、舌苔黄腻、脉象滑数或弦数有力、平时喜凉恶热、喜凉饮、皮肤常有疮疖表现的患者。此病例余在黄连解毒汤合柴胡的基础上，又根据黄师药证的经验加用了连翘，以提高清热解毒之功，结果霍然而愈。

104 小柴胡汤合八味活血汤
治带状疱疹后遗症案

李某，男，62 岁，河间市瀛秀园居民。2013 年 11 月 15 日初诊。

一个月前，患者不明原因出现腹痛，医院检查未见异常，诊断为肠痉挛。予以解痉等西药治疗，疼痛不见好转且有加重之势。两天后后背出现红色疱疹，焦灼样疼痛。有医诊为带状疱疹，其腹痛亦考虑为带状疱疹所致，当即以病毒唑液静脉点滴，疱疹处涂以六神丸粉。后疱疹逐渐蔓延至前胸及两侧，治疗半个月后，疱疹陆续消退，但是疱疹消失处留有轻微瘢痕，而且疼痛继续，时如针刺，有不可忍受之势，夜间疼痛为甚，同时烦躁异常，失眠，口干苦，舌苔黄，脉象弦数。处方：

柴胡 15g，黄芩 20g，半夏 10g，党参 10g，枳壳 20g，当归 12g，川芎 10g，桃仁 10g，红花 10g，赤芍 30g，甘草 6g。5 剂，水煎服。

二诊：患者疼痛大轻，睡眠可，口干苦消失，情绪稳定，稍感乏力，舌质淡，脉象数而无力。再方：

柴胡 15g，半夏 10g，黄芩 10g，党参 10g，枳壳 15g，赤芍 20g，桃仁 10g，红花 10g，当归 10g，川芎 10g，黄芪 30g，甘草 6g。7 剂，水煎服。

药后疼痛无，精神大增。

临证心得： 此患者为带状疱疹，开始以西药治疗控制不太理想，因此造成疱疹虽然消失，但遗留疼痛。笔者依据黄师经验，认为胸部为柴胡带，病情处在迁延阶段，这种情况下可以运用小柴胡汤治疗，又据其久病多瘀、痛如针刺、失眠烦躁等症，合用了黄师验方八味活血汤。药后患者疼痛减轻，但此时患者感到乏力，舌质也淡，脉象也出现弱象，所以又在前方基础上加用了黄芪。最后顺利收功，诸恙消失。

105 当归芍药散合理中汤加附子治慢性盆腔炎案

史某，女，46岁，河间市米各庄镇何行石村人。2009年3月5日初诊。

患者小腹隐痛一年余，腹胀，偶有腹泻，白带偏多而稀薄，遇阴冷天或劳累时加重。某医院妇科诊断为慢性盆腔炎，服西药无效。面色萎黄，舌淡、苔白腻，脉沉细。处方：

附子10g，党参20g，白术30g，茯苓30g，泽泻30g，川芎10g，赤白芍15g，当归10g，干姜10g，甘草6g。7剂，水煎服。

二诊：腹痛轻，白带减少，前方再进7剂。

随访，腹痛、白带明显减轻。

临证心得： 当归芍药散为《金匮要略》治疗女人腹痛方。黄师常用此方治疗那些面黄、贫血、有浮肿的所谓当归芍药散体质的患者，所患慢性盆腔炎、痛经、闭经、不孕症等。因该患者病程缠绵，有阳虚证，故用当归芍药散合理中汤加附子治疗之。

106 八味解郁汤
治经前呕吐案

闫某，女 42 岁，河间市实验小学老师。2012 年 5 月 15 日初诊。

近两个月，患者月经来前七八天即出现恶心、呕吐，伴眩晕，心情烦躁易怒，乳房胀疼且胸闷，胃脘胀满，乏力，无食欲，睡眠差。患者既往有神经衰弱的病史。望诊：体形偏瘦，面色萎黄，舌淡、苔薄。腹诊：右上腹有轻微压痛。脉象弦细。处方：

柴胡 12g，枳壳 20g，清半夏 20g，白芍 25g，厚朴 20g，茯苓 30g，苏梗 15g，甘草 6g。5 剂，水煎服。

患者服药 2 剂后，呕吐即止；5 剂药后，所有症状消失。月经顺利无痛苦。

后嘱患者，每次月经来前七天服用此药 5 剂。后随诊患者，连续服用上方两个月经周期，感觉效果良好。

临证心得：经前期紧张综合征为妇女之常见病，中医调理多有佳效。该患者体形偏瘦，右肋下有压疼，月经来前胸闷、乳胀，而且有神经衰弱的病史，显然为柴胡体质；患者出现恶心呕吐、胃脘胀满为半夏厚朴汤之方证。结合体质和方证的辨证，笔者选用了黄师验方八味解郁汤，效果显著。

107 桂枝茯苓丸加牛膝

治痛经案

张某，女，21岁，形体强健，河间南留路乡张曹人。2008年8月10日初诊。

患者行经腹痛半年。每次月经来后，腹部疼痛难忍，恶心呕吐，经色紫暗有血块，面暗红，腹部充实，舌紫，苔薄白，脉弦紧。处方：

肉桂10g，茯苓20g，赤白芍30g，牛膝30g，桃仁15g，丹皮10g。5剂，水煎服。

药后疼痛大轻。嘱每次月经来前，服上方5剂。连用三个月后，随访至今，痛经未再发作。

临证心得：痛经是妇科常见病，中药治疗效佳。黄师运用桂枝茯苓丸治疗痛经的经验是：体质强壮，面色多红或暗红，皮肤粗糙有鳞屑，腹部充实。笔者体会：以黄师经验为用方依据，收效比较迅速。其独到经验，足堪效法。

108 五积散
治闭经案

石某，女，43岁，河间市沙洼乡南中原村人。2010年9月10日初诊。

患者2年前不明原因出现闭经，时伴烦躁易怒，倦怠无力。西医用黄体酮治疗无效；服用活血化瘀中药月余，也无效果。刻诊：患者体形肥胖，面色萎黄，怕冷，腹胀，精神委靡不振，舌苔白腻，脉象沉缓。处以下方治疗：

麻黄10g，肉桂10g，白芍15g，当归15g，川芎10g，苍术10g，厚朴20g，陈皮15g，枳壳15g，茯苓20g，白芷10g，桔梗6g，半夏10g，甘草6g。7剂，水煎服。

患者服用第3剂药时，来电话说月经已至，量多，感觉全身从未有过的轻松痛快。后来告知月经已经恢复正常。

临证心得：闭经亦为妇女之常见病。临床分型有肝郁者、气血虚弱者、寒凝血脉者，然而临证中，中医多受不通乃瘀之认识的左右，往往以活血化瘀之法治疗，有效者固有，然闭经一证复杂多变，以一法统治之，焉能全部奏效！上述患者就曾用活血化瘀法治疗一个月未效，其原因乃方证不明。观此患者体形肥胖，腹胀怕冷，苔腻脉沉，乃五积散之证也！黄师常用此方治疗那种体形肥胖，面色黄黯，精神委靡，恶寒不易汗出，皮肤干燥粗糙，关节肌肉疼痛，并常有恶心、纳呆、腹胀腹痛、水肿和易于腹泻的闭经患者，临床上多收佳效！现代药理研究表明：麻黄有类似西药黄体酮的作用。

109 葛根汤

治闭经案

柳某，女，42岁，河间市曙光小学教师。2012年8月11日初诊。

患者体格强健，闭经半年有余，曾服黄体酮无效。伴头晕脑胀、头疼、颈部拘急，不爱出汗，无痛经史，月经无血块，小腹无凉感，平素心情乐观，因月经不来而感到苦恼，无疲倦感。西医检查：子宫附件一切正常。面色黄暗粗糙，没有光泽，左下腹无压疼，舌苔白腻，脉象紧而有力。处方：

葛根60g，麻黄10g，桂枝10g，白芍10g，甘草6g，生姜3片，大枣5个。5剂，水煎服。

服药3剂，月经即来，顺畅无疼痛，他症也随之消失。随访半年，月经基本恢复正常。

临证心得：闭经一证，脏腑辨证或曰气滞血瘀，或曰寒凝瘀滞，或曰气血两虚，或曰肝气郁结，分类种种，治法多多。黄师辨治此证，仍旧是以辨体为先，然后再识方证。此例患者笔者根据黄师经验运用了葛根汤,其理由是什么呢?患者体格粗壮,面色黄暗,皮肤干燥,身体沉重,此乃黄师所说之麻黄体质;颈背拘急,不爱出汗乃葛根汤证。另据黄师经验:麻黄有相当于西药黄体酮的作用,催经有很好的效果。麻黄体质引起的闭经,其体质过于肥胖、臃肿者多选用五积散治疗;如果体质强壮,不是过于肥胖者即用葛根汤治疗。葛根汤治疗闭经合当归芍药散用于伴有浮肿、腹泻者效果良好;合干姜苓术汤用于伴有腰部沉重、神疲乏力者;合桂枝茯苓丸用于腹痛及腰腿痛,特别是左下腹按之疼重者。方体相应,方证相应,收效可期矣!

110 小柴胡汤合当归芍药散
治月经不调案

薛某，女，46岁，河间市张曹村人。2012年12月20日初诊。

患者一年前月经突然而下，量多而不止。医院诊断为功能性子宫出血，清宫无效；后用避孕药控制，从此月经便两个月不来，又用黄体酮催经，月经来后又持续不断，最后又用避孕药控制，结果月经又三月未来。患者体形肥胖，面色萎黄无光，有浮肿貌，乏力，腰部酸软，头痛，寐差，白带量多，便秘，舌苔白腻，脉象滑。处方：

柴胡12g，黄芩10g，半夏10g，党参10g，当归12g，川芎10g，白芍20g，茯苓20g，泽泻15g，白术15g，生姜3片，大枣5个，甘草6g。

上方服用14剂后，月经顺利而下，持续5天停止。后5个月，月经一直正常。

临证心得：上方是小柴胡汤合当归芍药散，是黄师近年来临床应用频率较高的合方，黄师名之为柴归汤。随黄师抄方时，亲眼见老师屡用此方，屡收奇效。其应用疾病之广，方证之杂，收效之速，让我深感惊奇！但如何应用却不得要领，遂请教黄师用此方的着眼点是什么？师答曰："此方体质女人多见，初看宛如常人，唯面黄或眼圈黑，但细问有疲倦怕冷、便溏、皮肤瘙痒、头痛等症，难辨虚实寒热，是自身免疫性疾病、过敏性疾病的好方。"上例患者其面黄、倦怠、面部浮肿、便秘等症即为柴归汤体质。患者病情反复发作，时好时坏，我们认为与小柴胡汤的"寒热往来""休作有时"相似；当归芍药散养血补血，利水调经。两方合用，方证契合，果收良效。

111 桂枝茯苓丸
治功能性子宫出血案

杨某，女，47岁，河间市某实验小学教师。2013年5月9日初诊。

患者来月经后淋漓不断一个月，曾用清热、疏肝、凉血等中药治疗，未见丝毫疗效。刻下：患者体形肥胖，面潮红，唇暗红。月经量多有块，腹痛剧烈，且伴心烦、易怒、胸闷、头痛、头晕、便秘、腰痛等症，既往有两年的痔疮病史。左下腹压疼，下肢皮肤粗糙、爱抽筋，舌下静脉粗紫，脉象弦涩。处方：

桂枝10g，茯苓20g，丹皮10g，桃仁10g，赤芍30g，牛膝20g，大黄6g。5剂，水煎服。

3剂药后腹痛无，5剂服完，经血停止。

临证心得：功能性子宫出血是妇科常见病。脏腑辨证有气血不足者，有肝郁化火者，有气滞血瘀者。临床很多医生认为血者火也，在先入为主的观念指导下，多用清热、凉血、止血之法治疗，有效者固然不少，但在无效的情况下不再去追本溯源，仔细辨证，致使一些患者缠绵不愈。经方治疗本病有其证用其方，既严谨又灵活，既客观又实际。本案患者乃典型之桂枝茯苓丸体质。黄师认为用此方有三点很重要：一是面色暗红，二是左下腹压痛，三是下肢皮肤粗糙、有鳞屑。本患者此三点皆有，故用桂枝茯苓丸无疑。现代药理研究发现，本方有改善子宫黏膜肥厚的作用。本案提示：面对功能性子宫出血患者，必须要认真鉴别有无桂枝茯苓丸证的存在。

112 黄连阿胶汤
治崩漏案

田某，女，43岁，居住在河间市物价局家属楼。2009年3月27日初诊。

患者月经淋漓不止四十余天，某医院诊为功能性子宫出血，西药治疗不效。月经颜色鲜红有块，伴有口苦、心悸、胸闷、纳呆等症，舌红，脉弦数。处方：

黄连6g，黄芩12g，白芍30g，阿胶10g，生地10g，鸡子黄两枚（冲）。7剂，水煎服。

二诊：漏血已止，他症减轻。效不更方再进5剂。随访痊愈。

临证心得：功能性子宫出血为妇科常见病。读唐容川《血证论》以五行论之，多从脾脏调理，临床验证效失参半，乃方证不明之故。黄师临床常用黄连阿胶汤治疗热证之崩漏，他在《经方的魅力》一书中谈到：下部出血凡精神亢奋者皆可运用此方。诚为经验之谈！

113 桂枝茯苓丸
治崩漏案

何某，女，25 岁，体形偏胖。2009 年 4 月 10 日初诊。

本次来月经后淋漓不断二十余天，色黑红，质黏稠，无血块；伴腰痛、便干，无失眠、心烦等症。曾服用云南白药，妇血康等药，未见效果。既往有痛经史。左下腹有压痛，舌苔白腻，脉象弦。处方：

肉桂 10g，茯苓 15g，丹皮 10g，白芍 15g，赤芍 20g，桃仁 10g，大黄 5g，牛膝 20g。4 剂，水煎服。

药后告知，3 剂药后即愈。

临证心得：本案采用了《金匮要略》的桂枝茯苓丸，此方是黄师治疗妇科病的常用方，经常用于子宫肌瘤、卵巢囊肿、痛经等病；体质要求强壮，强调腹诊是关键。本案用方即是据此，因方与体合，证与方合，故收效明显。

114 桂枝茯苓丸加大黄、牛膝
治卵巢囊肿案

史某，女，44岁，河间市米各庄镇李庄村人。2012年9月3日初诊。

患者左下腹疼痛5年，断断续续，反复不愈。沧州中心医院检查，诊断为卵巢囊肿。B超提示：左侧附件探及一2.1cm×1.7cm囊性肿块。因畏惧手术而求中药治疗，然辗转多地，几经服药，竟未显效。近半年来每日腹痛，月经来时腹痛明显，小腹胀满，腰酸，月经有血块，痔疮病史2年。刻下：体形肥胖，面红，小腿偶有痉挛，左下腹疼痛部位固定，有压痛，舌苔白腻，舌质偏紫。诊为桂枝茯苓丸证。处方：

桂枝10g，茯苓30g，丹皮10g，赤芍30g，桃仁15g，大黄6g，牛膝30g。7剂，水煎服。

二诊：药后疼痛依旧，患者对疗效表示怀疑。余承诺此方必效，因疗程太短，故未效，劝其坚持治疗。前方再进14剂。

三诊：腹痛明显减轻，腰痛无，精神愉快。前方守方选进 21 剂。

四诊：患者已无任何不适。嘱 B 超检查，结果提示囊肿消失。

临证心得：卵巢囊肿在历代中医书中无明确记载，《灵枢·水肿》中的石瘕、肠覃的描述与本病相似。本病临床较为多见，经方治疗大有作为。桂枝茯苓丸是古代的下死胎方，主治以气上冲、少腹急结、肌肤甲错为特征的疾病。黄师治疗此病时运用桂枝茯苓丸颇多，且效果肯定。体质要求是：体形中等或壮实，肌肉坚紧，脸色暗红或潮红，或面部毛细血管扩张，面部色斑、多有痤疮，皮肤干燥或有鳞屑，尤以下肢明显，下肢易生冻疮、爱抽筋，月经有血块，腹部充实，左下腹疼痛、压痛较为多见，大便多有秘结。本病辨证无错，但起初治疗无效，乃药效未达之故。慢性病治疗需要有方有守，这是慢性疑难病取效的关键，当代经方家岳美中先生曾如是说。笔者体会：一旦诊断明确，用方就要自信大胆，而决不能瞻前顾后，左右徘徊，只要持之以恒，总会达到理想的境地。黄师运用此方多加用牛膝和大黄以增加下行、活血、逐瘀的力量，余临床验之，比单用原方疗效要好。

115 黄芪桂枝五物汤合甘姜苓术汤
治产后身痛案

夏某，女，64 岁，河间市行别营村人。

患者身材微胖，面色黑暗。三十多年前，生育后因风冷潮湿而患身痛，自此劳累后或阴冷天即加重，时好时坏，深以为苦。曾用消炎痛、布洛芬等止疼药，当时可以缓解。近一年来身痛加剧。刻下：后背疼痛，腰部酸重，双腿痛而发沉，轻度浮肿，喜暖怕冷，疲倦乏力，精神不振，纳呆，喜睡懒动。再服止疼药无效。腹诊：腹部松软无力。舌苔白腻，脉沉。处方：

黄芪 60g，桂枝 20g，赤芍 30g，白术 20g，干姜 20g，茯苓 30g，甘草 6g。10 剂，水煎服。

服用上方一个月后，后背疼痛大为减轻，腰腿酸沉感也有缓解。原方加牛膝 20g，再服一个月。自感症状明显减轻，畏寒消失，全身力气增加，和以前相比生活质量大有提高。

临证心得： 产后身痛属于中医痹证的范畴。因病程过长，

219

治疗起来颇多棘手，需要辨证明确，更需要有效的方剂。本案患者，笔者根据其面黄暗、乏力、浮肿而辨为黄芪体质；又据其腰重而冷、浮肿、而选用了甘姜苓术汤。黄师运用甘姜苓术汤的体质要求为：体形肥胖，平素身体困重，腰部松软、冷重，全身关节肌肉易于酸重，易浮肿、腹泻，易汗出，分泌物多、清稀不臭。因该患者体质典型，方证突出，故黄芪桂枝五物汤与甘姜苓术汤合用，最后疗效非常满意。但患者因经济原因未能坚持治疗，所以该病未能痊愈，引以为憾！

116 炙甘草汤
治子宫癌术后案

张某，女，69岁，河间市西刘庄人。2012年6月27日初诊。

患者一个月前诊断为子宫癌，手术后身体日渐消瘦，面容苍白无光泽，没有食欲，腹胀，恶心，口干，便秘，疲惫异常，心悸，失眠，此段时间并没有服用化疗药物。家属千方百计让其吃饭，或做鸡汤，或煮人参汤，皆无改善。患者每日卧于床榻，气息无力，言语无声，舌红少苔，脉象细数。处方：

党参20g，麦冬10g，桂枝5g，阿胶10g，枸杞子12g，山药15g，生地12g，干姜3g，大枣5个，炙甘草6g。7剂，水煎服。

患者服药后，渐渐有食欲，体力增加，言语有声，口干缓解，大便顺畅。唯感腹胀，失眠，心悸。再方：

党参20g，麦冬10g，桂枝5g，阿胶10g，枸杞子12g，山药15g，生地12g，龙骨20g，牡蛎20g，砂仁5g，干姜3g，大枣5个，炙甘草6g。7剂，水煎服。

患者食欲大增，腹胀减轻，心悸好转，睡眠时间延长。嘱上方间断性调理。

临证心得：黄师治疗肿瘤的基本思路是着眼于患者体质状态的调整，缓解症状，提高生存质量，延长生命时间。黄师经常对癌症患者和家属说的一句话是："体重不减，精神不垮，胃口不倒。"这就是调养癌症患者的关键。本例癌症患者手术后，体力顿减，饮食不进，长此下去，后果可知。根据黄师所传经验，笔者对此患者应用了经方炙甘草汤，本方是肿瘤患者恶液质、极度消瘦、贫血状态时的营养方。黄师应用此方的体质要求是：羸瘦，面色憔悴，皮肤干枯，贫血貌。这种体质状态，多见于大病以后，或大出血后，或营养不良，或极度疲劳者，或肿瘤患者经过化疗以后，患者出现精神委靡，大便秘结，有明显悸动感，或伴有早搏或心房、心室颤动等心律失常的。根据本患者的体质和表现，应用炙甘草汤无疑，虽属痼疾，终得缓解。

117 温经汤
治不孕症案

沈某，女，37岁，河间市实验小学教师。2010年9月5日初诊。

患者24岁婚后5年不孕，后经多方治疗终于怀孕，但因宫外孕而终止妊娠，自此再未怀孕。西医检查一切正常。曾用补肾养血之中药一年而无效，亦曾在京津等大医院用中药治疗，花费几万元，仍无效果，于是对怀孕已经失去信心。患者此次来诊只为调理身体，并未有怀孕之想。刻下：体形高瘦，面色萎黄、有黄褐斑，发枯，唇干色淡，手脚干涩。主诉头晕乏力，眠差，纳呆，月经量少，小腹喜暖。腹诊：腹部薄而无力。舌质淡红，脉象沉细。处方：

吴茱萸12g，当归12g，川芎10g，白芍20g，肉桂10g，半夏19g，党参20g，阿胶10g，丹皮10g，麦冬10g，干姜6g，红枣5个，甘草6g。7剂，水煎服。

二诊：精神好，有力气，头晕减轻，皮肤隐隐约约有红晕之色。药已中的，原方不变，服用三15剂。

药后来诊，精神饱满，面色红润，饮食好，睡眠佳，尺脉有滑象。嘱做妊娠实验，结果报告阳性，患者喜极而泣！

临证心得：上方为温经汤，出自《金匮要略》。黄师认为此方是女性的调经方和美容方，主治以羸瘦、唇口干燥、皮肤干枯或手掌皲裂、少腹里急、或头痛、或暮即发热、或月经不调、闭经不孕等为特征的病证。此例患者体质为典型的温经汤体质，在调理体质的过程中，患者竟然怀孕，看似偶然实则必然。体质是治病必求于本的具体表现，基本矛盾既然解决，主要矛盾自然迎刃而解。时下治疗不孕之方不外补肾健脾，活血化瘀，方药芜杂，疗程漫长，见效甚微，却多忽视古方温经汤的运用，几千年的不孕秘方，束之高阁，岂不惜哉？

118 小柴胡汤合桂枝茯苓丸
治乳腺增生案

张某，女，43 岁，体型中等，面黄，河间市米各庄镇何行石村人。

患乳腺增生两年余，一度反复发作。刻下：两乳胀痛，可扪及多个肿块，月经前胀痛加重，心情烦躁，易恼怒，下肢皮肤粗糙有鳞屑，舌红苔薄黄，脉弦细。处方：

柴胡 12g，黄芩 10g，半夏 10g，党参 10g，茯苓 20g，桂枝 10g，丹皮 10g，赤芍 30g，桃仁 10g，生姜 3 片，大枣 20g，甘草 6g。15 剂，水煎服。

二诊：疼痛大减，肿块明显消退。前方桃仁 15g，再进 15 剂。

三诊：来月经乳房没有疼痛，只剩下一个肿块，并较以前缩小许多。守方再进 7 剂。

后随诊，乳腺肿块已不明显。

临证心得：该患者体型中等，烦躁易怒，乃黄师所说柴胡体质。此病在胸胁，并反复发作，符合黄师所引申的柴胡证之"胸胁苦满，往来寒热"。黄师言：往来寒热可以引申为病情反复不愈，发作有时或发作无时。又据肿块、下肢皮肤粗糙有鳞屑，断为桂枝茯苓丸证。老师经验：此方治疗包块性疾病有特效。故此患者选用了小柴胡汤合桂枝茯苓丸，方证相符，其恙得安。

119 黄芪桂枝五物汤加川芎葛根

治颈椎增生案

葛某，男，50 岁，河间市行别营乡东大汉村人。2009 年 3 月 10 日初诊。

患者头痛头晕半年，伴颈部强直、乏力，劳作时尤甚。X 光颈椎片报告：5～6 颈椎增生。服颈复康无效，又服活血化瘀等中药收效亦微。体型偏胖，面黄黯，腹部松软，舌淡红，脉沉弱。处方：

黄芪 60g，桂枝 10g，赤芍 30g，川芎 15g，葛根 100g，干姜 5g，大枣 20g。7 剂，水煎服。

二诊：头痛头晕顿减。守方 15 剂，诸症消失。

临证心得：颈椎增生的中医治疗多用活血化瘀之法，该患者亦用此法，然而无效，究其原因乃不识体质之故。黄师强调经方不是治病，而是治人。方证辨证也绝不是单纯的症状收集，应该还包括体质和疾病。此例患者治疗成功依旧得力于黄师所提倡的未识方证、先辨药人的临证经验。

120 五苓散

治汗证案

齐某，女，34岁。2011年9月13日初诊。

患者主诉，不明原因出汗三个月，汗以早晨为剧，汗出很多，有全身淋漓之感，睡眠差，为此苦恼至极。有医说此为肾阴虚，予服六味地黄丸无效；又有医诊为心脾两虚，给服归脾汤又无效；更有医说服当归六黄汤必效，结果仍是无效。一个月前突然面目虚浮。有医据其浮肿怕冷，投金匮肾气丸，未见寸效，又因其劳则肿甚而用五皮饮加黄芪、人参，仍无效。此患者医院检查无任何器质性疾病，但却被浮肿和出汗而折磨。患者进诊室后，余第一感觉是患者体形肥胖。仔细观察，患者浮肿以面目为甚，皮肤黄暗而没有光泽，身体十分倦怠。余断定为五苓散体质。浮肿和汗出并非孤立的症状，而是五苓散证。遂疏五苓散原方：

茯苓30g，猪苓10g，白术20g，肉桂10g，泽泻20g。

5剂药后，患者大喜，诉浮肿和出汗一起消失。观察一个月无复发。

临证心得：余思之，患者用他法为何无效呢？据历代医书记载，汗证分型多多，所谓阳气有余为身热无汗，阴气有余为多汗身寒，饮食饱甚汗出于胃，惊而夺精汗出于心等等，议论纷纷，方药种种，叫人无所适从。而我们谨记五苓散之方证，结合五苓散之体质，辨证非常迅捷而收效又是如此理想。脏腑辨证与体质辨证加方证辨证之孰优孰劣，能不耐人寻味？

121 黄芪桂枝五物汤加减

治多汗证案

哈某，女，63岁，河间市辛庄村人。2011年3月5日初诊。

患者主诉近两个月来，大汗淋漓，动辄加剧，伴胸闷、头晕、心悸、失眠、纳呆。既往有高血压、冠心病10年。患者为此曾去京津大医院治疗，认为此乃冠心病和神经衰弱所致，遂给予扩张心血管药物和调理植物神经功能紊乱的药物治疗，患者服用后未有明显改善。今来求治于中医。刻下：患者体形肥胖，面黄而黯，舌下静脉瘀紫，腹部软而无力，双上肢肌肉松弛，舌暗苔微黄，脉重按无力。处方：

黄芪60g，桂枝10g，赤芍30g，丹参30g，葛根50g，川芎10g，陈皮10g。7剂，水煎服。

药后患者大汗已止，头晕、胸闷顿减，食欲大增。前方不变，继续服用21剂，患者自我感觉良好。

临证心得：该患者西医诊断明确，但为何治疗无效？究其因是西医侧重于病和局部的治疗，而未能客观分析，整体辨治，此为现代医学之短！本案中患者肌肉松弛，腹部柔软，多汗头晕，显然是黄芪体质。据此笔者选用了黄芪桂枝五物汤。从病的角度来看，本方对虚弱性冠心病也是有效的。据现代药理研究，丹参、葛根、川芎三药对改善心肌缺血疗效可靠，于是，此处加用了此三味药。黄师经验：黄芪体质一旦认识明了，黄芪就得重用，切勿瞻前顾后，畏缩不前。笔者考虑到大剂量黄芪恐生腻滞胀满之弊，根据岳美中老中医的经验，加用了陈皮，或谓动静结合，但事后想来也许画蛇添足。如果诊断明确，不加陈皮也许效果更好。葛根一药，沧州名中医何秀川先生认为治疗冠心病必须重用疗效方好，而且安全稳妥。此患者从诊断到治疗，笔者学习运用了黄师"方—病—人"三角辨治思路，感觉还是较为理想的，于此可窥一斑。

122 桂枝加附子汤合活络效灵丹

治膝关节骨质增生案

沈某，女，60岁，河间市华府小区居民。2013 年 4 月 12 日初诊。

患者体形瘦弱，两年来两侧膝关节疼痛，走路和上楼梯时加剧，阴雨寒冷天气亦加重；疲劳乏力，自汗，怕风，咳喘，疼痛部位无肿胀。曾做理疗、贴膏药、服用西药止疼药无效。既往有 50 年的支气管哮喘病史。刻下：其面色萎黄而黯，两腿膝关节沉痛，自汗，咳嗽而喘，舌淡苔白，脉象细弱。处方：

桂枝 20g，白芍 20g，附子 10g，丹参 20g，当归 10g，乳香 6g，没药 6g，牛膝 20g，生姜 3 片，大枣 5 个。

4 剂药后，膝关节疼痛稍有缓解，出汗明显减少。诉疲倦异常，脉象依旧弱而无力。再方：

黄芪 30g，肉桂 20g，白芍 20g，附子 10g，丹参 20g，当归 12g，乳香 6g，没药 6g，牛膝 20g，生姜 3g，大枣 5 个。

服用 8 剂药后，感觉腿部疼痛大减，且力量增加，出汗无，咳喘也无。再服上方 12 剂。

随访患者感觉身体状态比以前大好，膝关节疼痛已无，上楼无不适感。余症亦不见踪影。

临证心得：本案患者，根据体形瘦弱、自汗、恶风等表现，笔者断为桂枝体质。桂枝加附子汤主要用来治疗太阳病发汗太过，遂致汗出不止，恶风，小便难，四肢拘急、难以屈伸者。据此方证而确定应用此方较为确切，又本着骨质增生方病相应的用药原则而加入了张锡纯先生的活络效灵丹，从而增加了活血化瘀的力量。初诊服药后，稍有小效，后见有自汗之黄芪证故加用了大剂量黄芪，结果疗效顿显，令人满意。本案未曾用方药去刻意治疗咳喘，但在治疗骨质增生的同时，咳喘竟然也得到了意外的缓解。仔细思忖：此乃调理体质之功也！

123 桂枝芍药知母汤合黄芪桂枝五物汤

治风湿性关节炎案

患者，马某，女，41岁，面黑，体型高大肥胖。2009年6月10日初诊：

双掌指关节疼痛肿胀一年余。西医考虑风湿关节炎，屡用西药治疗，效果不佳。刻下：双手指关节肿胀疼痛，阴冷天和劳累时加剧，无发热，无游走性疼痛，无关节畸形，舌苔白腻，左手脉弦，右手脉沉弱。处方：

黄芪30g，麻黄10g，桂枝10g，赤芍30g，白芍15g，白术20g，附子30g，细辛10g，知母10g，防风10g，生姜30g，大枣30g，甘草10g。

上方连续服用30剂，诸症平。

临证心得：本案处方为桂枝芍药知母汤合黄芪桂枝五物汤。本患者体格强壮、面黑乃麻黄体质，病程日久又因误治，遂至体质衰弱而为黄芪体质。桂枝芍药知母汤是《金匮要略》治疗痹证的主要方剂，此处学习了黄师对病用方的经验。祖父生前治疗痹证时运用此方较多，常收佳效，尤其运用此方必加细辛！此病根据"方—病—人"三角辨证的关系，严格辨别方证，细心分析体质，客观把握疾病，其理想的效果让人颇堪回味和思考！

124 五苓散加味

治痛风案

李某，女，45岁，河间市米各庄镇何行石村人。2013年6月29日初诊。

患者体形肥胖，面色黧黑，左侧足趾间断性疼痛半年，近十天来疼痛加重，足趾、足背、内踝皆疼痛、肿胀，有热感，怕风冷，夜间疼痛剧烈而不能忍受，以致不能下地行走。医院检查尿酸：457μmol/L，诊断为痛风。服用消炎痛无效，医院又开秋水仙碱，患者因怕副作用太大而转中医治疗。刻下：左足疼痛剧烈、肿胀，手摸有热感，但畏寒，膝盖也有不适，无发热、腰疼等症，舌苔黄腻，脉象滑数。处方：

茯苓40g，白术20g，猪苓20g，桂枝6g，泽泻30g，牛膝30g，黄柏12g。7剂，水煎服。

二诊：患者足趾疼痛大轻、肿胀渐退，已能下地。前方再服15剂。

三诊：患者足趾疼痛消失、肿胀无，下地行走自如。尿酸检查正常。

临证心得： 痛风是一种由于嘌呤生物合成代谢增加，尿酸产生过多，或因尿酸排泄不良而致血中尿酸升高，尿酸盐结晶沉积在关节滑膜、滑囊、软骨及其他组织中引起的、反复发作性的炎性疾病。根据其表现当属中医痹证的范畴。但是笔者的经验，用传统的祛风、散寒、化湿或活血化瘀等法治疗，疗效并不理想。黄师临证擅用五苓散治疗此病，认为此方有很好的改善嘌呤代谢的作用。此例患者，笔者学习黄师经验，应用了大剂量的五苓散，为了加强清热利湿和引药下行的作用，又在原方基础上加用了牛膝和黄柏。熟料，此病数剂而瘥！

125 大柴胡汤合桂枝茯苓丸
治腿疼案

王某，男，70 岁，河间市城关野场村人。2012 年 6 月 20 日初诊。

患者双下肢疼痛 40 年，源于当年在海边作业时受风寒所致。40 年来疼痛间断性发作，近两年有加重之势，曾服用止疼西药无效；又服补气活血、祛风散寒等中药，亦未见效。刻诊：身体肥胖，体重 100kg，面红，胸阔腰圆；双下肢疼痛，走路时加重；舌红苔微黄而腻，舌下静脉粗紫，脉象弦数而有力。腹诊：上腹部硬满而有抵触。暂以调理体质之法治疗，处大柴胡汤合桂枝茯苓丸：

柴胡 20g，黄芩 10g，半夏 10g，生大黄 20g，厚朴 30g，肉桂 10g，茯苓 20g，丹皮 10g，桃仁 10g，赤芍 30g。7 剂，水煎服。

患者药后每天大便两次左右，觉全身轻松，腿疼竟有缓解。原方加减服用两个月。患者腿疼已经不明显，体重有所减轻。

临证心得：根据此患者体形肥胖、面红、舌下静脉粗紫、腹诊硬满等表现，果断处以大柴胡汤合桂枝茯苓丸，其疗效是理想的，也是笔者未曾想到的。看来就证论证、祛风散寒的固定思维模式是错误的。着眼于体质调理，亦是中医治病必求于本的一种具体表现，临床上岂容忽视？值得后学于此处深研。

126 柴胡加龙骨牡蛎汤合栀子厚朴汤

治顽固性身痛案

田某，女，30岁，河间市米各庄镇何行石村人。2012年3月12日初诊。

患者全身性疼痛近两年，医院做各种检查无异常发现。曾服用双氯灭痛、芬必得等西药未见疗效。后又服用祛风散寒、活血化瘀等中药，疗效也不佳。刻下：患者全身疼痛，后背疼痛为甚，怕风，畏寒，天气寒冷和疲劳时加重；睡眠质量不好，有心悸，胸闷，腹胀，时而烦躁不安。患者形体中等，面色黄而无光，舌苔白厚微黄，脉象弦数。处方：

柴胡12g，黄芩10g，半夏20g，党参10g，龙骨30g，牡蛎30g，大黄3g，桂枝10g，茯苓20g，栀子10g，厚朴10g，枳壳10g。7剂，水煎服。

药后患者自诉疼痛大轻，睡眠好，心悸、胸闷减轻，较以前有气力。

坚持服用上方一个月，患者疼痛消失，自觉身心愉快。

临证心得：身痛一证，中医辨证多归属于痹症的范畴，治疗或以祛风散寒，或以活血化瘀，或以补脾益肾，但是该例患者运用前法却无效，恐因先入为主落入了痹症辨治的窠臼里。仔细分析，患者疼痛的同时多伴有郁证的表现。《伤寒论》107条："伤寒八九日，下之，胸满烦惊，小便不利，谵语，一身尽重，不可转侧者，柴胡加龙骨牡蛎汤主之。"结合条文，此患者当属柴胡加龙骨牡蛎汤证，又因患者烦躁、眠差、腹胀，又符合栀子厚朴汤证的伤寒下后"心烦腹满，卧起不安"，故合用了栀子厚朴汤。方证相应则疗效即出，方证辨证无误则必然中鹄。柴胡加龙骨牡蛎汤合用栀子厚朴汤，为黄师临床上应用频率较高的处方之一。

127 防风通圣散

治身痛案

陈某，女，59岁，河间市米各庄镇何行石村人。2013年7月21初诊。

患者体形肥胖，体重87kg。主诉近两年来全身不明原因疼痛，呈游走样，以手关节和后背疼痛明显，并感胸闷、腹胀、口干、下肢水肿、大便不爽。医院检查排除风湿类疾病，心肾功能正常。曾服用补肾之中药，不仅无效且憋闷难受。既往有高血压、高血脂病史16年。腹诊：腹部充实有力。舌红苔黄，脉沉滑。处方：

麻黄10g，大黄15g，防风10g，连翘20g，薄荷5g，芒硝15g，栀子10g，黄芩15g，石膏30g，川芎10g，当归10g，白芍10g，白术10g，荆芥10g，桔梗10g，滑石15g，甘草3g。7剂，水煎服。

患者药后疼痛大轻，胸闷、腹胀亦减，大便爽利，一天2次，水肿好转。前方迭进30剂。患者感觉疼痛消失，全身轻松异常，体重较前减轻。

临证心得：笔者辨该患者为防风通圣散体质，舍证而求体，效果非常理想。黄师认为防风通圣散的体质要求是：体形壮实肥胖，精力旺盛，面有油光，眼结膜易充血，体毛浓密，食欲大，易大便秘结，腹部实满，易皮肤过敏，易生痤疮、毛囊炎等；女性月经少或闭经；老年人易患高血压、高血脂、冠心病、糖尿病、习惯性便秘等疾病；舌红或暗红，脉实有力。笔者认为：在当前经济发达的社会，此类体质的患者有增多的趋势，防风通圣散值得引起临床中医的重视！

128 柴胡加龙骨牡蛎汤
治乏力、腰酸案

李某，男，33 岁，河间市某凉皮店老板。2013 年 5 月 5 日初诊。

患者两年来全身乏力，腰酸，夫妻同房后加重，工作不到半天即疲劳不可坚持。既往有十余年手淫史。他医曾予补肾益精之药、补气养血之药，不仅无效且增烦躁不安，甚至鼻腔出血。多家医院检查数次，未见异常。刻下：体形中等，全身疲劳，腰膝酸软，头晕目眩，心慌胸闷，汗多，忧郁压抑，眠差，心烦莫可名状，动则气短，对生活和工作失去兴趣。腹诊：右肋下有不适感。舌红苔白腻，脉象弦而无弱象。余给患者做思想工作，肯定地告诉他，病无大碍，非虚也，心情要舒畅，要做大气的男人！同时处方：

柴胡 12g，黄芩 10g，半夏 10g，党参 10g，茯苓 20g，大黄 3g，桂枝 10g，龙骨 30g，牡蛎 30g，生姜 3 片，大枣 5 个，甘草 6g。7 剂，水煎服。

二诊：乏力大轻，头晕顿减，心慌胸闷、出汗等症消失，精神愉快。前方再服7剂。

三诊：前症皆有缓解，唯有腰酸不减。自认为还是肾虚，要求补肾。考虑其每天工作站立时间较久，故前方加用牛膝20g以壮腰膝。

四诊：乏力继续好转，腰膝双腿有力，心情大悦。自愿再服15剂，以稳定疗效。

临证心得： 时下因社会压力和生活负担等原因致使很多人自觉疲劳异常，生活质量下降，进而出现失眠、阳痿等症。患者自己认为肾虚或气虚，医生更是，言之凿凿，病家遂深信不疑。淫羊藿、巴戟天满纸皆是，西洋参、冬虫夏草摇笔即来。病家治疗心切不在乎药物之贵，医生处方亦认为准确无疑，然患者服药后不是疗效杳然就是病情反重，何故？此类患者绝非肾虚或气虚也，传统中医认为，此乃心气虚兼肝郁是也！而经方柴胡加龙骨牡蛎汤治疗此病，则大有用武之地。根据黄师经验：患者有柴胡体质和乏力、腰酸、胸闷心慌、烦躁等柴胡加龙骨牡蛎汤等方证，体证结合，应用柴胡龙骨牡蛎汤，其效何起疑焉？笔者体会：患者自诉乏力时，一定要仔细体会脉诊，看看是否有虚象，决不可舍脉从证，而且一定要给患者做思想工作，增加交流，以提高患者治疗的信心。

129 柴胡加龙骨牡蛎汤

治甲状腺功能亢进症案

刘某，女，38 岁，河间市一理发店老板。2012 年 10 月 19 日初诊。

患者"甲亢"病史十余年，半个月前因劳累而感到心悸，失眠，乏力，纳呆，口苦咽干，烦躁易怒，手颤，两眼突出，动则汗出，颈部弥漫肿大，不能坚持工作。服用他巴唑治疗无效；服用阿替洛尔治疗心悸，效果也不明显。FT_3 为 35pmol/L、FT_4 为 61pmol/L。舌苔黄腻，脉象弦数。处方：

柴胡 12g，黄芩 10g，半夏 20g，党参 10g，大黄 3g，桂枝 10g，茯苓 20g，龙骨 30g，牡蛎 30g，生姜 3 片，大枣 5 个，甘草 6g。

7 剂药后，患者心悸大轻，力气渐增，有胃口，失眠好转。前方迭进 21 剂，感觉状态良好，化验 T_3T_4 有所改善，已经正常上班。

临证心得：此例患者"甲亢"发作严重，用西药治疗效果不佳。黄师治疗"甲亢"常用的经方有小柴胡汤、大柴胡汤、当归芍药散、黄连解毒汤、桂枝茯苓丸、白虎汤、柴胡加龙骨牡蛎汤。本案余根据心悸、失眠、口苦、烦躁、汗出等症，诊为柴胡加龙骨牡蛎汤证。患者既有肝胆郁火又有心气虚的表现，应用柴胡加龙骨牡蛎汤疏肝温阳，化水镇惊，故显效也。

130 柴归汤加味
治甲状腺功能减退案

邵某，女，47岁，长春市水务局职工。2012年10月28日初诊。

患者患"甲减"两年，服用西药效果不佳。辗转千里来我门诊治疗。刻下：体形肥胖，面色萎黄无光泽，眼睑浮肿，全身倦怠、乏力，心悸，汗出烦躁，失眠，头痛，体重增长迅速。化验：T_3 4.26，T_4 14.7。舌苔黄腻，脉象滑数。处方：

柴胡12g，黄芩10g，半夏10g，党参10g，当归10g，川芎10g，白芍15g，茯苓20g，泽泻20g，白术15g，甘草6g，荆芥15g，防风15g，生姜3片，大枣5个。服用一个月。

患者服用上方30剂后电话告知：化验正常，倦怠乏力好转，失眠、浮肿已无。

临证心得：甲状腺功能减退是由于甲状腺激素合成、分泌或生物效应不足或缺少所致的以甲状腺功能减退为主要特征的疾病。黄师治疗此病积累了较丰富的临床经验，他认为柴归汤治疗甲状腺疾病，疗效尤好。此患者面黄、浮肿、乏力、心悸、便秘，当辨为柴归汤体质，用此方解郁、清热、除湿、养血，调节免疫系统，其结果真是妙不可言！荆芥、防风两药能降低机体反应性，提高免疫功能，可以提高原方疗效，故加用之。

附:

黄煌老师学术思想初探

I 学术渊源与成长历程

黄煌(1954—),江苏省名中医、南京中医药大学教授、博士生导师。黄师自20世纪70年代初步入中医之门,80年代从事中医学术流派的教学与研究工作,90年代以后,从事名老中医学术经验的抢救性调查整理与经方医学经典挖掘、临床应用、流派研究等工作,以经方方证与仲景药证为研究重点。21世纪以来,还致力于经方的现代临床应用研究与普及推广工作,所创办的"黄煌经方沙龙(http://www.hhjfsl.com)"成为全球最大的经方医学网络学术平台。其代表性著作有《张仲景50味药证》《中医十大类方》《经方的魅力》《药证与经方》《医案助读》《中医临床传统流派》《黄煌经方使用手册》等,并主编《方药心悟》《方药传真》《名中医论方药》

《经方100首》《黄煌经方沙龙系列》《经方论剑录》等专著，
发表学术论文百余篇。

黄师出生于江阴，1973年开始跟随江苏省名中医叶秉仁
先生学习中西医内科，并问业于苏南朱氏伤寒大家朱莘农的两
大弟子邢鹂江和夏奕钧先生。1979年考入南京中医学院（现
南京中医药大学）研究生班，攻读中医各家学说专业。硕士毕
业后留校任教，讲授《中医各家学说》，后又曾出任《南京中
医学院学报》编辑部主任。先后两次赴日本学习老年医学及比
较传统医学，留学期间深入学习日本汉方医学，并于2001年
获日本顺天堂大学医学博士学位。

江阴人杰地灵，历代名医辈出。在黄师的成长过程中，
经方家曹颖甫无疑是前面的一把火炬，指引并激励着他前进。
一方水土养一方人，"人心齐，民性刚，肯攀登，争一流"的
十二字江阴精神，是黄师锐意进取、求真务实、追求真理、勇
于创新的内在动力。

朱莘农擅长应用"咽诊"与"脐诊"，朱派伤寒医家非常
强调客观指征，常按压脐腹和察舌探咽后断言"此人要吃桂
枝！""此人要吃黄连！""此人是桂甘龙牡汤证！"这种药一
人相应、方一人相应的思路，以及朱氏"医道之难也，难于辨
证，辨证之难也，难于验体，体质验明矣，阴阳可别，虚实可
分，病证之或浅或深，在脏在腑，亦可明悉，而后可以施治，

此医家不易之准绳也"的名言，对黄师学术思想的形成产生了重大影响。

20世纪80年代初，国内兴起"中医多学科研究"的热潮，多学科研究涉及哲学、数学、物理学、化学、天文学、地理学、气象学、时间生物学、心理学等学科，黄师深切地感觉到这种多学科的研究思路离中医治病救人的目标太遥远，指导不了临床实践，而太极阴阳、五行八卦等牵强附会的诠释，也解决不了临床实际问题。经过反思，感到中医要有一种求实的态度，要重视临床技术的研究和应用，并得出"学问不都是看得见摸得着的，但是我们做学问的，一定要从看得见摸得着的地方开始"的结论，之后果断舍弃了这一研究道路。

早在学徒时期，黄师手抄名医医案，用实习日记的形式整理名老中医的经验，从医案开始步入中医之林，体会到医案的阅读与研究是中医传统的学习与研究方式。随着对医案研究的深入，认识到医案虽不是医学论著，但提供了一些详要的临床事实资料，是来自临床实践的思考和训练，有相应的处理技巧和经验借鉴。针对学者很多时候面对医案茫然无得，黄师将自己习读医案、整理医案、研究医案的经验编著成《医案助读》。该书是我国第一部研究医案阅读的辅导性专著，于1987年由中国医药科技出版社出版。

中医学博大精深、源远流长、学派林立，黄师从中医各家学说的学习、研究和教学实践中感悟到，面对历史上众多的名医及其学说，若不作比较分类，寻找其中的联系及差异，就不能正确认识和评价各家学说，也影响了各家学说及经验的推广利用。故黄师对中医各家学说采用比类分析的研究方法，编著成《中医临床传统流派》一书，并于1989年出版。该书对历史上代表性比较强的学术流派进行了理性的梳理，介绍各个学术流派的学术特点、代表人物及其擅长经验，并附录代表性的研究文章。其中经方医家的群体特性表现为直率朴实、特立独行、求真务实、直抒己见，他们言必有征而少凭空臆测之论，方药精炼、疗效卓著且胆识过人。在对中医群体与历代名医的研究中，黄师把中医人分为四大类：即文化型、江湖型、商贾型与学者型。老师较为推崇和敬仰的经方医家有徐灵胎、舒驰远、陈修园、曹颖甫、范文虎、胡希恕、岳美中及日本的吉益东洞、矢数道明等，认为他们是"疾医"，他们代表着中医药的灵魂和希望，黄师也以自己成长为一个学者型中医而自豪。

中医学是一门实践性、技术性、经验性超强的临床学问，黄师非常注重临床，从医以来无论是读书学习、教书授徒，还是撰文著书，拟定的目标就是治病，唯效以求，不断提高临床疗效。以"不求其全，但求其真，择善而从，与时俱进"的治学态度，确定了以注重疗效的经方作为自己的事业领域。

　　1989 年 10 月，受国家教委的派遣，赴日本京都大学研修老年医学 1 年。之前黄师就通过富士川游的《日本医学史》等书籍对日本医学的历史和现状有了一定的了解，又认真阅读并大段摘抄过古方派鼻祖吉益东洞先生的《药征》。吉益东洞发现了李朱医学存在的理论缺陷，看到了张仲景医学中蕴含的精华而决意复兴张仲景古医学。吉益氏推崇古医学而擅用古方，他排斥空论，唯求实见，提倡方证相对，擅长腹诊，为日本古方派开宗立派。研修期间，黄师有机会与日本著名的汉方医家坂口弘、中田敬吾及细野八郎等人交往，与日本汉方求实思想产生了共鸣，系统深入地学习日本汉方的医学思想和诊疗技能，对日本汉方医学有了比较全面的认识和掌握，并翻译了近代日本汉方三巨头之一的细野史郎先生的《汉方医学十讲》。黄师赞赏日本汉方界对汉方的精深研究，但也指出其存在不够灵活的缺陷，提出了"日本汉方是不变的经方，中国经方是可变的古方"的观点。

　　日本一贯堂森道伯先生所创建的体质观将人的体质与疾病趋向和方药倾向结合起来的思路给了黄师构建经方体质学说这一基础体系的很大的启示及信心。在细野诊疗所每周一次的读书交流会上，黄师在《汉方的十大家族》讲座中创造性地提出了有关方族和药人的概念，大胆地用药物名来命名体质。比如"桂枝类方""柴胡类方""桂枝体质""柴胡体质"等，并提出了附子脉、桂枝舌等具体药证，后来《汉方的十大家族》讲稿修订为《中医十大类方》出版。

朱氏伤寒是黄师关注体质的发轫，任教期间他又对叶天士《临证指南医案》中的体质辨治经验进行了系统的归纳总结，黄师结合《伤寒杂病论》中的大量体质诊疗论述，开始揣摩并总结各类形貌神态、各种心理偏向的患者在辨证用药上的异同，诊疗的思路由侧重对病分型论治转向了重视辨体质施治，并不断地在临床进行验证观察、总结补充。当黄师接触到日本一贯堂体质学说后，更加坚定了所选择的临床研究方向。

黄师在中医学的史学研究中常强调断代研究方法，认为中医学是一部史。提出要想客观、清晰地认识"她"，必须把"她"放到历史长河中去，将古代各位医家的学术思想与临床经验放在其相应的时代背景下研究才能得出客观的结论。在不同的历史时期，中医学打上了不同的时代烙印。各个历史时期的政治、经济、科技、文化、习俗及其社会心理在中医学里多少都会有所折射。因此，有时要将中医学作为一种社会现象来看待，从多角度、多层面、多阶段去认识，从而得出中医学在不同的时代，不同的地域，会有不同的中医药形态的结论。汉唐时代是中医学的经验化时期，宋代是中医学经验的整理时期，金元时期是中医学的杂学化时期，明代是中医学的理学化时期，明末清初是中医学的复兴时期，晚清是中医学的庸俗化时期，新中国建立以后，中医又进入了市场化、现代化交错更迭的时期。

进入20世纪90年代，黄师有感于学中医难，难在找不到规范，而《伤寒杂病论》中蕴涵的方证药证体系就是中医学的临床规范。经方的基本单元是药物，要理解和掌握方证并灵活加减就必须研究药证，故他编著了《张仲景50味药证》，于1996年出版。为了不让名老中医宝贵的临床经验消失，黄师开展了一系列抢救性的老中医经验整理总结工作，其中包括对江苏省113位名老中医临床经验的调查，并主持了全国500名老中区经验的调查。老师避开了理论层面上的纠缠，从方药应用切入，直接整理总结其对临床最实用的部分，开创了整理、传承名老中医宝贵经验的新思路和新方法。

Ⅱ 学术特点

黄煌老师博采精研，明析药证本源，着力方证研究，强调中医规范，直究医圣精髓，开创体质辨证法门，融聚日本汉方精华，采纳现代科技成果，在"以人为本"的医学思想指导下创新诊疗模式，以"方—病—人"的方证三角学说为核心，构建经方医学的"方证相应"学术体系。

一、深拓仲景著作，奠定肇术基础

《伤寒杂病论》里的经方是汉代以前经过无数人次治疗实践的结晶并沿用至今。但仲景原文中许多方证内容较为简略，常为不完全性表述，实为冰山一角。黄师的《中医十大类方》采取以药类方、类方聚族的手法，归纳了仲景的桂枝类方、麻黄类方、柴胡类方、大黄类方、黄芪类方、石膏类方、黄连类方、干姜类方、附子类方、半夏类方等十大主干方族，并对其方证作了直截了当的解释，内容贴近临床，文字浅显易懂，丰富了仲景的方证内容，扩展了经方的临床使用。在该书中黄师开创性地将一些方药应用的客观形象指征，直接冠以药名，如"桂枝腹""干姜舌""附子脉""柴胡体质"等，这种略称使得临床辨证选方用药更加直观、形象和客观。该书强调了方证相应的基本思想和原则，体现了方证与体质的对应关系。

药证是单味药物使用的指征和证据。历代中医书对药证很多都是说理有余而说证不足，特别是那些客观性强的应用指征说得不多。但在仲景著作里，很多药物的应用指征非常明确。仲景药证就是张仲景用药的依据，是张仲景的用药密码，也可以说是张仲景的临床药物学。药证是构成方证的基础，仲景用药有极严谨的法度，加什么减什么，加多少减多少，都以临床的见证为依据。许多方只是改变一味药，或只是剂量稍

变，则方名及治证各异。因此，要理解经方和经方方证就必须
掌握张仲景药证。张仲景记载的药证是真实的，但却是不全
的。就如古代大型脊椎动物的化石，考古学家仅仅从其一个头
盖骨，甚至是一颗牙齿，也要设法复原其全身，甚至推测其生
活作息的特点和环境。张仲景的原文也是如此，有的是一种
疾病的某个阶段的描述，有的是某种体质患有某种疾病后的反
应，有的则是某一类疾病的共有症状，而不是全部症状。通过
这些原文来研究张仲景的用药规律，前人已经进行过探索。如
日本吉益东洞的《药征》和邹润安的《本经疏证》，这两本书
各有特色，前者简约质朴，后者细腻深入。他们的研究思路，
给了黄师很大的启发。黄师对张仲景药证的研究是以原文为根
据，采用比较归纳的方法，通过同中求异，异中求同，互文参
照，并结合最大量原则、最简方原则、量证变化原则、味证变
化原则、频率原则等方法来分析其原始的主治，对这些原始、
质朴的表述进行解释和发挥；考证仲景用药的具体指征并进一
步诠释其主治，详细阐明仲景常用药的临床指征，读者一看就
懂，一用就验。黄师的力作《张仲景50味药证》被业内学者
认为具有很高的学术价值、临床价值和规范价值。如后世认为
参、芪均为补气药，混用、滥用很普遍，其实两者的药证大相
径庭，仲景书中极少参、芪同用。因为黄芪主治的是汗出而肿、
肌无力者，多见于形体黄胖、肌肉松软、腹壁松软之人；而人

参主治体液不足，常见于形体消瘦、心下痞硬、腹壁坚紧之人。

《中医十大类方》和《张仲景 50 味药证》为黄师的学术奠基之作，它对常用经方的方证做了拓展式的基本规范，对仲景药证做了经典规范的现代阐释。其方证、药证研究为中医规范化研究的基础，使《伤寒杂病论》走出以经解经的怪圈而直面临床。类方、类药研究的实质是中医学研究的实证化、科学化、规范化与临床化。两书的直观性、形象性、精准性、朴实性让经方理论研究的实用性大大增强，对经方的普及推广、对初学者入门经方和提高临床疗效有着积极的意义。

二、突破发展困境，强调中医规范

黄师认为中医发展的困境其核心在于缺乏规范，而经方方证的规范研究是中医规范化的基础和核心。故黄师非常注重医学规范的建立。

其一，经方不是中医学的唯一，但确是中医学的精华和基础。经方的普及推广是中医生存发展的希望，经方的规范化研究和广泛应用是中医发展走出困境的唯一路径。

其二，主张医学术语的规范化。科学的基本原理中外是一致的。在保证传统经验不丢失和临床疗效不受影响的前提下进行名词术语的规范，是眼下中医继承工作的当务之急。时代在发展，语言有变化，仲景部分原文内容极为简略，甚至有缺漏，不便于理解和掌握运用，有待于我们去完善。黄师提倡用现代语言来解释方药的功效和主治，他认为中医学是几千年来古人在与疾病做斗争过程中积累起来的宝贵经验结晶，当先有经验，而后人们为了解释这些经验才形成中医传统理论的。对于方药的功效和主治的解释不能仅局限于用传统的理论，用现代科学的语言清晰地表述当为方药研究的必然趋势。

其三，主张诊疗技术的规范化。黄师呼吁国家要尽快对中医的临床诊疗技术进行必要的梳理，同时形成让老百姓能够正确选择中医医疗服务的参照指标。到底哪些疾病就诊中医好？哪些疾病适合西医治？哪些疾病适合推拿针灸？哪些疾病适合现代康复理疗？什么疾病的哪些阶段找中医？什么疾病的哪些阶段找西医？或适用中西医结合等，形成能为现代社会接受的规范。

其四，特别强调科研的基本程序。中医的科研必须先弄清"是什么"，然后再探索"为什么"。目前对中医的许多临床经验和事实尚未整理清楚，很多技术规范十分模糊，作为科学研究的第一步工作尚未完成，如果急于寻求解释，则容易导致学术陷于空泛。

三、呼吁回归实证，倡导方证相应

黄师经过多年的艰难探索，才从众多的中医"黑洞"中

突围出来，认识到了仲景经方的真正价值，服膺胡希恕先生
"辨方证是辨证论治的尖端"的观点，力倡实证，反对玄虚，
强化中医求真务实的风气。

汉唐以后，辨证施治与辨证论治的混淆，使得临床医生
直观的东西少了，而思辨的东西多起来了，许多原本直观的东
西变得不可捉摸，对客观证象的"辨识"变成了主观推演的
"辩论"，临床证象的对证施方变成了对抽象病机的繁杂思辨。
纵观中医学的各种辨证方法，不管是八纲辨证、六经辨证、卫
气营血辨证、三焦辨证、脏腑经络辨证，最后还是要落实到具
体方药上来，医生开给患者的都是一张处方。那么，开方遣药
的依据应该在哪里？

（一）方

中医学在数千年中流传下来的方剂浩如烟海，但历经锤
炼、疗效可靠、指征明确且不良反应清楚的方剂却不多，这些
方主要集中在《伤寒杂病论》中。仲景经方以外，"方"还包
括唐代方书中的方及后世经验用方，如延年半夏汤、温胆汤、
防风通圣散、五积散、荆芥连翘汤等。这些方具有经典方剂的
特点，为历代医家所关注、研究并广泛应用。

（二）证

"证"的内涵众说纷纭，莫衷一是。黄师结合东汉时期的
历史背景深研《伤寒杂病论》，认为"证"的本意为严肃的谏

言，谏言需符合事实且经得起检验。《伤寒杂病论》言"必方与证相应者，乃可服之"，这个"证"并非抽象的"证型"概念，而是依诊察所得而治效的具体临床表现。因此，黄师认为仲景时期的"证"乃"证据"之"证"。概言之，"证"是证据、证象、证实、证验。

（三）方证

《伤寒杂病论》常以方名证，方证相应，方证一体。以方名为证名，约称方证。方证就是用方的依据，指能安全、有效、准确应用该方的指征与证据。方证的识别与方证的构建是中医的基本功。方证具有以下特点：一是经验性。方证是中医使用天然药物治病经验的智慧结晶；二是实证性。方证是客观的、可知的、可见的，是可以证伪的；三是特异性。不同的方具有不同的证。《伤寒杂病论》中很多证候群所相对的方是无可替代的。黄师认为，方证是以人的各种表现为依托的，是疾病在人体的投影，其构成要素包括人与病两个方面。

人：方证的人通常为病的人，指人类个体在生命过程中，由遗传性和获得性因素所决定的，表现在体型体貌、生理功能、心理特征、病理表现等方面相对稳定的反应状态。

病：方证的病泛指人体的异常表现，是具有发生、发展变化特点的一组让人痛苦甚至影响生命的症候。主要有古代的疾病、现代医学认识的疾病，也包括一些临床综合征、某种体质状态甚至某个主要症状和突出体征。需要重视的是，相对中医来说现代医学对疾病的相关因素认识更清晰，诊断标准更规范，病理变化及预后转归更明确。

疾病作为方证要素，其意义不仅有助于对患者当前方证的准确把握，同时通过对患者自身及其家族疾病谱的了解，结合患者的体质类型及其疾病的趋向性，即患者今后的疾病发生。发展这类潜证，积极采取可预见性的体质和疾病干预调整措施，可以达到"治未病"的效果。

（四）古今方证

《伤寒杂病论》原文的不完全性表述，可能是某个疾病的方证表述，或者对患者当时的体质特征进行了勾勒，这些客观真实的总结和描述就是古代仲景经典方证，但在现代看来还是远远不够的。黄师主张用现代医学的语言对经方的经典方证进行破译，采用考古式的研究尽可能地复原某方使用的全貌，并努力拓展经方的现代应用，探寻适用的疾病谱系以及适合的体质群体。而这正是现代经方医学方证的研究内容。

古代的方证多较简洁直观，表述也较朴实形象。如栀子厚朴汤证的"心烦腹满，卧起不安"勾勒出一位焦虑不安、辗转反侧的失眠形象，寥寥数语而将此方方证凸显出来，但这类古代方证的表述是不够完整的。有的方证，描述的就是某个病或疾病的某个阶段；有的方证，则是针对几个病的，其方证概括了几个病的共同特征；也有的方证，是针对某种体质状态甚至某个症状或体征的。还有一些方证是既对病又对人的，这种方证的表述要求较高，如果过于简略，则不利于后人把握应用。现代的方证应该逐步完善并加以规范。黄师提出，研究现代方证要回答三个目的性问题，即该方对何种症状或体征有效？该方对何种疾病或何种症候群有效？该方对何种体质状态或体质的人有效？传统的用药经验对回答第三个问题起到了有力的支撑，而现代的临床报道对回答第二个问题有重要的总结价值，再结合临床实践搞清楚这些问题，才能总结出现代意义上的方证，才能在临床中被准确地应用并取得理想的疗效。今天经方工作者的使命就是破译古代经方，探索古代经验并能运用于现代疾病，继承并有所发扬、有所突破，而绝不是简单重复张仲景，或打造一个现代版的张仲景。

（五）方证相应学术体系

"方证相应"首见于《伤寒论》第317条："病皆与方相应者，乃服之。"徐灵胎在《金匮要略心典·序》中云："仲景之方犹百钧之弩也，如其中的，一举贯革，如不中的，弓劲矢疾，去的弥远。"强调的就是方证相应。方证相应就是方与证互相呼应，它是仲景的基本精神，是经方派的基本功，学习经方必须从此入手。中医医生实际工作能力的衡量标志就在于能否识别方证，而方证相应是临证取效的前提。对经方派中医来

264

说，方证相应永远是临证追求的最高境界。可惜"方证相应"为不少同仁所误解，甚至有人认为"方证相应"其实就是对症处理，"方证相应"就是"套方"，还有人认为"方证相应"是学习中医的最低级阶段。这些误会都是因为读书不识方证、临床不用方证的缘故。

传统的方证相应，是以仲景经典原文论述为依据。然而由于对"方"与"证"及"方证"理解的不同，故对"方证相应"的理解也不一样。黄师从临床实际出发，以"安全、有效、准确"为依归来阐释方证相应的内涵。

方证相应的"证"即临床证据，其采查的对象可涵盖症状、体征、体质、病因、病史、病程、治疗的过程、治疗后的反应等一切临床信息，以及家庭、家族的疾病谱系这类潜证均为证据的重要组成部分。

需要指出的是，传统中医学中强调的"病机"，如小青龙汤证的"伤寒表不解，心下有水气"，最终还是要落实到具体的临床表现上，即"干呕，发热而咳，或渴，或利，或噎，或小便不利、少腹满，或喘者"。仲景开方用药时，"若渴，去半夏，加栝楼根三两；若微利，去麻黄，加荛花，如一鸡子，熬令赤色；若噎者，去麻黄，加附子一枚，炮；若小便不利，少腹满者，去麻黄，加茯苓四两；若喘，去麻黄，加杏仁半升，去皮尖"。这在经方医学看来，其实质仍然是"水气"这一内在病理的外在表现或反映。方证相应这一看似浅显、停留在方药层面的辨治模式，其背后、其内在其实涵载着中医的理与法。以方证相应为特色的经方医学多着眼于内在病变及其外在的客观反映，而以病机理法为特点的传统中医学多侧重在病机的推理与理法的思辨上。

方证的"证"从本质上讲是体质与疾病的外在表现，方证诊断的过程即是通过细致观察寻找证据的过程，需要严谨的临床思维进行方证的查找和鉴别。方证鉴别是方证相应实施的难点。将临床信息总结归纳为体质与疾病的两个角度，从体质与疾病的不同表现上来看，其组合排列的个性就凸显为独特各异的方证。

仲景书中处处体现着方证相应，古今中外的经方医家无一脱离方证相应。黄师呼吁回归实证，倡导方证相应，成为临床中医入门的捷径，可显著提高中医疗效，体现出中医治病的优势和特色。他认为方证相应是经方的灵魂，是辨证施治的核心，是临证处方的规范，是中药复方的临床应用原则，是中医诊断客观化的基础和前提。

四、开创经方体质，着眼患病的人

黄师尚古而不泥古，尊古而有创新。他秉承仲景体质学思想，吸收和借鉴叶天士体质辨证、朱莘农辨体用药及日本

"一贯堂医学"体质思路，结合自己的经验体会，以药名人，以方名人，开创性地提出"方人""药人"的新概念，形成"方人""药人"学说而成为经方医学体质学说的核心部分。

（一）体质概说

医学中的"体质"是指人体生命过程中，在先天禀赋和后天获得的基础上所形成的形态结构、生理功能、精神心理状态和对疾病的抵抗能力等各方面综合的、相对稳定的固有特质。体质的本质是人类在生长发育过程中所形成的与自然、社会环境相适应的人体个性特征，表现为结构、功能、代谢及对外界刺激反应等方面的个体差异，同时也表现为对某些病因和疾病的易感性以及疾病传变、转归中的某种倾向性。重视发病过程中人的因素，即体质的问题，是医学研究的主要课题之一。

体质具有个体差异性、群类趋同性、相对稳定性和动态可变性等特点。这些特点或隐或现地体现于健康和疾病过程之中。体质的形成决定因素较复杂，包括先天禀赋、生活状态（含生活习惯、饮食起居、营养锻炼）、年龄及性别、情感、地域及气候、病史及治疗、工作环境、社会环境、社会地位等。

（二）体质学的文献记载

《管子·水地篇》："越之水浊重而泊，故其民愚疾而垢。"

《吕氏春秋·月令》："轻水所多秃与瘿人……重水所多尰

与蠥人……甘水所多好与美人……辛水所多疽与痤人……苦水所多尪与伛人。"

《灵枢·阴阳二十五人篇》：略。

《灵枢·寿夭刚柔篇》："形有缓急，气有盛衰，骨有大小，肉有坚脆，皮有厚薄。"

《素问·徵四失论》："不适贫富贵贱之居、坐之薄厚、形之寒温，不适饮食之宜，不别人之勇怯，不知比类，足以自乱，不足以自明。"

《素问·经脉别论》："诊病之道，观人勇怯、骨肉、皮肤。能知其情，以为诊法也。"

《素问·疏五过论》："圣人之治病也……从容人事，以明经道，贵贱贫富，各异品理，问年少长，勇怯之理。审于分部，知病本始。"

《素问·通评虚实论》："消瘅、仆击、偏枯、痿厥、气满发逆，甘肥贵人则高梁之疾也。"

《素问·风论》："风之伤人也，或为寒热，或为热中，或为寒中，或为疠风，或为偏枯，或为风也，其病各异，其名不同。"

《素问·六元正纪大论》："太阴湿化……太阳寒化……少阴热化……阳明燥化……厥阴风化。"

《灵枢·五变》："一时遇风，同时受病，其病各异。"

《诸病源候论·疮病诸候·漆疮候》："漆有毒，人有禀性畏漆，但见漆，便中其毒。喜面痒，然后胸、臂、胫、脯皆悉瘙痒，面为起肿，绕眼微赤。若火烧漆，其毒气则厉，著有性自耐者，终日烧煮，竟不为害也。"

（三）张仲景体质观

1.《伤寒杂病论》中有"强人""盛人""羸人""尊荣人""失精家""亡血家""冒家""喘家""呕家""淋家""疮家""汗家""黄家""衄家""支饮家""湿家""风家""中寒家""酒客"等有关患者的体貌体态特征及疾病易趋性的描述，而这些患者的个体特征，是仲景处方用药的重要参考依据。湿家、喘家、呕家、冒家、淋家、黄家、疮家、衄家、汗家等，同时也代表着不同的体质类型。这些体质的确定，对于临床鉴别诊断和定方选药有很大的帮助。另外，在用量上，患者的体质状态有决定意义。张仲景的这些辨人经验，是通过总结前人经验，经过临床仔细观察，历经长期摸索和反复验证所积累的。

2.《伤寒论》中第7条"病有发热恶寒者，发于阳也；无热恶寒者，发于阴也"与第131条"病发于阳，而反下之，热入因作结胸；病发于阴，而反下之，因作痞也"，这两条聚讼千年的条文其阴阳的本质就是体质，如从体质角度来解析则聚讼可休。另外，书中记载了大量的误治救逆的条文方案，若从体质来理解其失治、误治后的变证、坏病则更清晰明了。

3.《金匮要略》中："胸痹心中痞，留气结在胸，胸满，胁下逆抢心，枳实薤白桂枝汤主之，人参汤亦主之。""胸痹，胸中气塞，短气，茯苓杏仁甘草汤主之，橘枳姜汤亦主之。""夫短气有微饮，当从小便去之，苓桂术甘汤主之，肾气丸亦主之。""病溢饮者，当发其汗，大青龙汤主之，小青龙汤亦主之。""里水，越婢加术汤主之，甘草麻黄汤亦主之。"这些"主之""亦主之"式的条文均可从体质差异的角度来理解。

4. 太阳病有表虚、表实之分；阳明病有阳热的白虎承气系列证与虚寒的吴茱萸汤证；少阴病有寒化、热化之别；少阳病中有兼夹阳明实热的大柴胡汤证与兼夹太阴虚寒的柴胡桂枝干姜汤证；396条的"大病差后，喜唾，久不了了，胸上有寒，当以丸药温之，宜理中丸"与397条的"伤寒解后，虚羸少气，气逆欲吐，竹叶石膏汤主之"等，均系体质差异之故。

（四）后世重体质而倡"从化"

1. 金·刘完素的"六气皆从火化"论、"五志过极皆为热甚"论皆为重体质之论。

2.《格致余论》说："凡人之形，长不及短，大不及小，肥不及瘦；人之色，白不及黑，嫩不及苍，薄不及厚；面况肥人湿多，瘦人火多；白者肺气虚，黑者肾气足，形色既殊，脏腑亦异，外证虽同，治法迥别也。"

3.明·薛己对内科病证多用四物、四君子、六味、八味等补养脏腑气血阴阳之方，其实质就是从体质入手。

4.《医宗金鉴》云："六经为病尽伤寒，气同病异岂期然？推其形脏原非一，因从类化故多端。明诸水火相胜义，化寒变热理何难。漫言变化千般状，不外阴阳表里间。"

5.清·石寿棠言："六气伤人，因人而化。阴虚体质最易化燥，燥固为燥，即湿亦化为燥；阳虚体质最易化湿，湿固为湿，即燥亦必夹湿。"

6.《外感温热篇》载："吾吴湿邪害人最广，如面色白者，须要顾其阳气，湿胜则阳微也，治应清凉，然到十分之六七，即不可过于寒凉，恐成功反弃，何以故也？湿热一去，阳亦衰微也；面色苍者，须要顾其津液，清凉到十分之六七，往往热减身寒者，不可就云虚寒而投补剂，恐炉烟虽熄，灰中有火也。须细察精详，方少少与之，慎不可直率而往也。"

7.华岫云论及湿病之辨证论治时提出："治法总宜辨体质阴阳，斯可知寒热虚实之治。若其人色苍赤而瘦，肌肉坚结者，其体属阳，此外感湿邪必易于化热；若内生湿热，多因膏粱酒醴，必患湿热湿火之证；若其人色白而肥，肌肉柔软者，其体属阴，若外感湿邪不易化热，若内生之湿，多因茶汤生冷太过，必患寒湿之证。"

8.清·钱潢说:"受本难知,发则可辨,因发知受。"其病发者,必是由内外因结合而发且是以内因为主导的。临证有"同病异治"和"异病同治",何由如此,体质之故。

9.苏南伤寒家朱莘农叹:"医道之难也,难于辨证;辨证之难也,难于验体。体质验明也,阴阳可别,虚实可分,病症之或浅或深,在脏在腑,亦可明悉,而后可以施治,此医家不易之准绳也。"

(五)中医体质学的意义

中医体质学对中医临床的诊断、治疗、调护、预后均有着重大的指导意义。体质与疾病的发生、发展、变化、转归有紧密的内在联系,体质也可以看作是一个放大的、变慢的疾病状态,疾病也可以看成是一种压缩的、紧凑的体质状态,两者呈现出点与线的共性互换关系。

在疾病发生、发展过程中,正邪两个主要因素的本质仍然系于体质,体质决定了正气强弱虚实性及邪气亲和倾向性。基础体质是疾病发生的根本原因和基本要素。经方"方证"及传统中医"证"的本质就是疾病在不同体质、不同阶段的表现。因此,患者的体质、罹患的疾病与相应的方药有密切的内在联系。

《伤寒杂病论》中有丰富的体质学内容,详述了常见的各种体质类型及其与相关疾病的发病趋向、方证诊疗、剂量用法、转归预后等各种临床案例，展示了辨体治病的经验和思路，确定了临床工作规范。

（六）经方"方人""药人"学说

黄师曾被美国著名生理学家坎农的《躯体的智慧》一书所吸引。坎农认为，内稳态不是静止的，而是一种维持内环境稳定的自我调节过程，是一种动态的平衡。坎农用流畅的文字，新颖的观点，描述了神经、内分泌以及血液缓冲作用下出现的复杂的生命现象，同时也揭示了一个古老而时髦的哲学命题：整体大于部分的总和。这位西方医学家与东方古代医学家在认识人体的角度上有惊人的相似，使得黄师对《伤寒杂病论》处理疾病的思想方法有了新的认识。

1. 药人　所谓"药人"，就是适合长期服用某种药物及其类方的体质类型。这种体质，服用这种药及其类方，往往起效快，而且相对安全。遵循药人临床出现该类类方方证的概率偏大的经验，为我们临床快速而准确地识别方证提供指导。这些药人虽然以单味的药名命名，但就其内涵来说，应该冠之以"某类方体质"可能更合适。只是这种简约的提法，更便于记忆也便于临床应用。下面简介临床常见的几种药人。

（1）桂枝体质：肤色白而缺乏光泽，皮肤湿润而不干燥；口唇暗淡而不鲜红，体型偏瘦者多，肌肉比较坚紧，一般无浮肿；腹部平，腹部肌肉较硬而缺乏底力、如同鼓皮，严重者腹部扁平而两腹直肌拘急。多见于循环系统疾病、消化道疾病、营养不良患者。

桂枝体质是适合长期服用桂枝以及桂枝汤类方的一种患者体质类型。代表方为桂枝汤、小建中汤、桂枝加龙骨牡蛎汤等。这类患者在疾病状态中多表现为传统中医的心肾阳气不足，肝胃阴液不足，或气阴两虚。

（2）柴胡体质：体型中等或偏瘦，易于表虚，易于阳越，易于气脱，易于面色微暗黄，或青黄色，或青白色，缺乏光泽。肌肉比较坚紧，舌苔正常或偏干。主诉以自觉症状为多，对气温变化反应敏感，情绪波动较大，食欲易受情绪的影响，四肢冷。女性月经周期不准，经前多见胸闷、乳房胀痛结块等。多见于精神神经系统疾病、免疫系统疾病、呼吸系统疾病、肝胆疾病患者。

柴胡体质是适合长期服用柴胡以及柴胡类方的一种患者体质类型。代表方为小柴胡汤、柴胡桂枝汤、柴胡加龙骨牡蛎汤、四逆散等。此类患者在疾病状态中多表现为气机的郁滞或逆乱，或外邪郁于半表半里不易透发，或肝胆胃的气机易于逆乱，或气滞，或血瘀。

（3）麻黄体质：体格粗壮，面色黄暗，皮肤干燥且较粗糙。恶寒喜热，易于着凉，着凉后多肌肉酸痛，无汗发热；易于鼻塞、气喘；易于浮肿，小便少，口渴而饮水不多。身体沉重，反应不敏感。咽部多不红，舌体较胖，苔白较厚，脉浮有力。多见于体格壮实的中青年和体力劳动者。寒冷、疲劳等常是这种体质患者患病的主要诱因。

麻黄体质是适合较大剂量服用麻黄以及安全使用麻黄和麻黄类方的一种患者体质类型。代表方为麻黄汤、麻黄附子细辛汤、葛根汤等。此类患者在疾病状态中多表现为传统中医的寒气郁表，或肺气郁闭，或寒湿滞留经络之间等表里俱实证型。

（4）大黄体质：体格健壮，肌肉丰满，食欲旺盛，但容易腹胀，或大便秘结，口唇红或暗红，舌苔多厚。皮肤易生疮痘。血压偏高，或血脂偏高，或血黏度偏高。精神状态饱满，易烦躁，易激动。消化系统疾病、代谢病、感染性疾病等多见这种体质。

大黄体质多见于中老年人。代表方为大柴胡汤、三黄泻心汤、桃核承气汤、黄连上清丸、防风通圣散等。此类患者在疾病状态中多表现为传统中医的积滞伤食、腑气不通、瘀热结滞、积热上冲等证候。

（5）黄芪体质：面色黄白或黄红隐隐，或黄暗，都缺乏光泽。浮肿貌，目无精彩。肌肉松软，腹壁软弱无力，犹如棉花枕头，按之无抵抗感以及痛胀感。平时易于出汗，畏风，遇风冷易于过敏，或鼻塞，或咳喘，或感冒。易于浮肿，特别是下肢肿，手足易麻木。咽部多不红，舌质淡胖，舌苔润。

这种体质的形成，除与遗传有关外，尚与缺乏运动、营养不良、疾病、衰老等有关。患有心脑血管疾病、糖尿病、骨关节退行性病变、免疫系统疾病、血液病、呼吸道疾病、消化道疾病的中老年人多见黄芪体质。

黄芪体质是适用长期服用黄芪及其类方的一种患者体质类型。代表方如黄芪桂枝五物汤、防己黄芪汤、黄芪建中汤、玉屏风散等。此类患者在疾病状态中多表现为传统中医的肺脾气虚、表气不固、气虚血瘀、气虚湿阻、中气亏虚等证型。

（6）半夏体质：营养状况较好，肤色滋润或油腻，或黄暗。形体并不羸瘦且以丰腴者居多。主诉较多而怪异，多疑多虑，易于精神紧张，情感丰富而变化起伏大，易于出现恶心感、咽喉异物感、黏痰等。脉象大多正常，或滑利。舌象多数正常，或舌苔偏厚，或干腻，或滑苔黏腻，或舌边有两条由细小唾液泡沫堆积而成的白线，或有齿痕舌。

半夏体质是适合较长时间或大量服用半夏及其类方的一种患者体质类型。代表方为小半夏加茯苓汤、温胆汤、半夏厚朴汤等。此类患者在疾病状态中多表现为传统中医的痰热内壅、痰气交阻、风痰上扰、痰湿内阻等证型。

（7）葛根体质：颈项强痛、下利而渴为葛根证。葛根体质指易出现葛根证的一种患者体质类型，多体格壮实，面色暗红，肤色偏暗或唇舌偏暗；肌肉健壮但易痉挛，肩背部肌肉厚实，颈项部易出现不适，易头昏倦乏；便溏，口渴而不多饮，汗出不著。

该体质多见于青壮年和中老年人，患者易罹患糖尿病、血脂异常等代谢系统疾病及高血压、冠心病等心脑血管疾病。该体质在成年期逐渐形成，并常与其他体质兼夹出现。

（8）人参体质：形体羸瘦或消瘦或枯瘦，面色萎黄或苍白无光泽，乏力气短，精神委靡，食欲不振。多见于消耗性疾病或大汗、大下、大吐、大出血、大泻之后。其人肌肉萎缩、肤色干枯，上腹部扁平而硬，腹壁较薄、按之无底力。舌体瘦小而红嫩，苔剥或薄少不润滑，脉象弱微无力。

此外，还有石膏体质、附子体质、黄连体质、当归体质、芍药体质等"药人"。

2.方人 "方人"是在"药人"的基础上提出的概念。所谓方人，即对本方有效而且适合长期服用此方的体质类型。比起药人来说，方人更具体，范围更明确，往往与某些疾病或某类疾病相关，可以说，方人是体质与疾病的结合体。根据体质性定方选药在临床运用十分广泛，具有极其重要的临床价值。下面从"经方－体质－疾病"模式简介门诊常见的几种方人。

（1）桂枝汤体质：多体瘦柔弱，肤白无光，皮肤湿润而细腻，神情憔悴，常神疲乏力，易出冷汗、汗后怕冷恶风，对寒冷敏感，对疼痛敏感，常易关节痛、头痛、腹痛或少腹拘急，易于惊恐、头昏、鼻塞、咳喘等。腹部扁平，腹肌较硬而缺乏底力。舌质淡红或暗淡，舌体较柔软，舌面湿润，苔多薄白。脉偏浮，脉缓而无力。常为低血压。

易患疾病谱：心脏及瓣膜病变、心律失常，感冒，鼻炎、哮喘、荨麻疹等过敏性疾病，慢性消化系统及消耗性疾病，慢性肌肉、关节疼痛类，产后发热、自汗等。

（2）桂枝加龙骨牡蛎汤体质：桂枝汤体质为基础，腹主动脉搏动亢进，易心悸头晕、汗出、失眠多梦。脉芤或革。其人不耐体力劳动，常因受风寒而感冒，这就是《金匮要略》所说的"失精家"。

易患疾病谱：儿童期多发病为缺钙儿童的小儿肺炎、佝偻病、遗尿、多汗症、夜啼等。成年期的神经衰弱、性功能障碍及机体精华物质外泄、外漏脱失症，诸如阳痿、早泄、遗精、阴冷、女子梦交、多汗症、遗精、遗尿、带下、崩漏、脱发等。

（3）小建中汤体质：体形偏瘦，肤色白或黄，缺乏光泽。易伤风，易疲劳，易腹中痛，易烦热出汗而怕冷。腹直肌紧硬，腹壁扁薄绷紧，按之软而无抵抗感，称灯笼腹，常可触及腹主动脉搏动。舌质淡暗、柔软而娇嫩，舌苔通常不厚。

易患病症：虚弱儿童易见腹痛、便秘、遗尿、过敏性紫癥、肠系膜淋巴炎等。成年期小建中汤体质的常见疾病谱有各种慢性胃肠疾病，痛经，神经衰弱，贫血等，常需加味当归、党参、黄芪。

（4）炙甘草汤体质：羸瘦，面色憔悴，皮肤干枯，贫血貌。这种体质状态，多见于大病以后或大出血以后，或营养不良者，或极度疲劳者，或肿瘤患者经过化疗以后。患者精神委靡，有明显的动悸感，并可伴有早搏或房颤等心律失常。临床上常见于消耗性疾病、肿瘤及老年病患者。

（5）温经汤体质：整体衰老、功能减退，形体渐瘦，肌肉松弛，腹壁薄而无力；口唇发干暗淡而不红润，皮肤干枯而黄暗、缺乏光泽，或有黄褐斑。手掌脚掌干枯而裂、指甲变脆变脆而缺乏光泽。毛发出现脱落、干枯、发黄、易于折断。可以出现老年性阴道炎、阴道干涩瘙痒，特别是卵巢功能减退性疾病，如更年期、卵巢手术或受损、雌孕激素低下、黄体功能不全者多见这种体质类型。

附：温经汤的临床应用有三种思路：一种是与经典方证吻合者的应用，一种是对病的应用，一种是对人的应用。对病的应用可以把温经汤作为调整雌孕激素低下状态的妇科专方使用，即当作"下丘脑－垂体－卵巢－子宫轴"功能促进药来使用。而对人的应用就是用于"温经汤体质"者。

（6）薯蓣丸体质：消瘦憔悴，贫血貌，疲惫乏力，头晕眼花，多伴有心悸气短、食欲不振、骨节酸痛、大便不成形，容易反复感冒，迁延不愈。

多见于恶性肿瘤手术、放化疗后，以及血液系统疾病、结核病、慢性肝病、慢性胃肠病、慢性肾病等慢性消耗性疾病，历经身心的折磨之后。

（7）黄芪桂枝五物汤体质：面色黄暗或暗红，舌质偏淡而暗。体胖形丰，肌肉松弛，皮肤缺乏弹性，平时缺少运动，食欲好，易出汗甚至动辄汗出。易肢麻身痛，易疲乏气短，常头晕眼花，尤其运动时明显，甚至出现胸闷胸痛。运动试验心电图常提示有心肌缺血。该体质类型常见于中老年人。

易患病症：高血压，糖尿病，冠心病，动脉硬化，椎基底动脉供血不足，颈椎病，骨质增生症，肩周炎，老年性关节炎，中风后遗症，腰椎间盘突出症，周围神经炎，面神经麻痹，血管闭塞性脉管炎，肢端血管功能障碍，消化道溃疡，不易愈合的伤口、产后腰痛、肥胖症和多汗症等。

（8）防己黄芪汤体质：在老年妇女中很常见，其人体胖肤白，下半身特别松大，常浮肿，易出汗，易疲劳，易患骨质增生及腰膝关节疼痛，行走缓慢似鸭步。系更年期后神经内分泌紊乱，与遗传因素、肥美饮食、年长衰老、滥用药物等有关。

附：该体质状态黄师通俗称为"浮肿易汗乏力膝痛综合征"。临床上还有一类防己黄芪汤体质者，除表现为"浮肿易汗乏力膝痛综合征"外，还有口渴明显，且大便常稀溏，常伴有脂类代谢障碍，先生通俗称为"渴肿膝痛综合征"，以防己黄芪汤合方五苓散常获佳效。

（9）桂枝茯苓丸体质与桃核承气汤体质

①瘀桂枝体质

◎经典证：仲景原文有"气上冲，少腹急结，肌肤甲错"。

脸证（"气上冲"）：面色红，面潮红，面色暗红；面部或鼻翼皮肤毛细血管扩张，面部皮肤粗糙，痤疮。

腹证（"少腹急结"）：包括下腹部位的各种自觉不适感（如隐痛、刺痛、胀痛、小腹冰冷感或拘紧感、痛经等）以及医生腹诊获得的诸如小腹腹肌抵抗、压痛、肿块、硬结等。

（小）腿证（"肌肤甲错"）：包括下肢肤色干燥、脱屑、瘙痒、静脉曲张或小血管扩张浮露，或足跟开裂，或小腿易抽筋，或膝下怕冷等。

◎病谱证：桂枝茯苓丸体质易出现各种呈慢性经过的妇产科疾病、增生性疾病、闭合腔炎症性疾病、堵塞性血管病、高黏滞血症、男科疾病及肛门部慢性病症等。病位泛及全身上下内外，桂枝茯苓丸为全身血液循环障碍的调整剂。

桃核承气汤体质者常表现为盆腔、颅脑内、肢体部位的疾病。

②瘀桂枝体质中桂枝茯苓丸体质与桃核承气汤体质均有

脸证、腹证、腿证三证，两者鉴别点除了疾病谱作为重要的参考外，后者常有精神神经症状。

（10）八味活血汤体质：形中或体瘦，面色发青或发暗，肌肉坚紧，唇色暗红，舌质暗紫。皮肤干燥或起鳞屑。常感胸闷不适，常有失眠、情绪不稳定，易生气、易激动，大便多干结。易出现顽固的痉挛性疼痛，如胸痛、头痛、腹痛、腰痛、痛经等胀痛、刺痛感，女性常有经前乳房胀痛，两胁下按压有疼痛感。虽病程长久而无精神委靡之态。

易见疾病谱：胸部疼痛性疾病，顽固性头痛，顽固性失眠，各种自主神经性顽症，各种血管病变，以及肠粘连、慢性肝病等。

（11）四逆散体质：体型中等或偏瘦，面色黄或青白，表情淡漠，情绪低落，易紧张，主诉多。舌淡红苔薄白，四肢清冷，月经前大多乳房胀痛，腹肌紧、按之硬。常为低血压。

易患疾病谱：胃肠病，自主神经功能紊乱症，平滑肌痉挛性疾病，如尿道综合征、性功能障碍、痛经、经前期紧张综合征等。

（12）解郁汤体质：形体多中等或偏瘦，面色偏黄而缺乏光泽，性格内向，自我评价低而易自卑，心情容易压抑，比较敏感，咽部易有异物感，易恶心、呕吐、头晕、头痛，易胸闷、腹胀，四肢常冷。症状常随情绪的影响而波动。容易积蓄压力而出现失眠焦虑、惊恐多疑、易惊、忧虑抑郁、疼痛等神经精神症状。舌淡苔白而脉弦。女性多见。

易患疾病谱：抑郁症或者具有抑郁倾向，各部位的神经功能紊乱，乳腺增生病等。

（13）大柴胡汤体质：临床以青壮年和中老年女性较多。常兼见有以下四证特点。

①形体证：形体壮实，肤色偏暗，肌肉坚紧；脸大而方，嘴阔唇厚，唇色暗红，颈项粗短，肩膀宽厚，胸围膨大，肋弓角宽。

②上腹证：腹上部充实，腹肌紧张。胃脘区易胀饱不适、按之尤甚，剑突下按压有抵抗和不适感，或压痛。

③心性证：多为 A 型性格，脾气急躁而易怒，情绪易紧张焦虑。

④病谱证：消化系统的腺体、腺管感染性疾病（肝胆胰），其他内、外分泌腺体疾病（甲状腺、垂体、乳腺、卵巢、皮脂腺），代谢性疾病，平滑肌痉挛性病症。

（14）小柴胡汤体质：体型中等或偏瘦，面色微暗黄，或夹青，缺乏光泽。肌肉偏紧，四肢清冷。主诉以自觉症状为多。对气温、气压等外界环境的变化敏感，情绪波动较大，食欲易受情绪的影响。胸胁部憋闷感或有压痛，易恶心呕吐。女性月经周期不准，经前多见胸闷、乳房胀痛结块等。

易患疾病谱：发热性疾病，过敏性疾病，自身免疫性疾病，结核性疾病，肝胆系统疾病以及精神神经系统疾病。病情具有反复迁延、易慢性化的特点。

（15）柴苓汤体质：形体偏胖，面目肢体浮肿，情绪低落或焦虑，疲劳困乏，食欲不振，口渴不欲饮水，恶心呕吐，胸胁苦满，大便稀溏，小便不利。舌暗淡、体胖大或有齿痕，舌苔薄而腻润。

常见于恶性血液病、恶性肿瘤者，随着病情的发展，经过手术、放疗、化疗、移植等治疗后，常会出现精神情绪不畅、食欲消化不良、水液代谢紊乱及免疫功能低下等柴苓汤体质状态。

柴苓汤是小柴胡汤和五苓散的合方。人是一个生动的立方体，经方合方的基础在于其存在联系着的内在病理基础。

（16）柴归汤体质：常为柴胡当归兼夹体质者，中青年多见。形体中等，肤色偏黄、干燥少泽，颜面黄暗常有黄褐斑，或浮肿貌。对不适症状的体验细致，主诉繁多，乏力疲劳和冷感明显。常见症状如恶风怕冷，手足冰冷，关节与肌肉酸痛、晨僵，常伴头晕、心慌、睡眠欠佳。

易患疾病谱：易感冒，易出现过敏性症状（喷嚏鼻痒、皮肤瘙痒、目痒干涩）或罹患自身免疫性疾病，易出现经前紧张综合征，月经失调、经量减少、经色暗。

该体质状态平时应注意防寒保暖，尤其是经期保健，避免生冷、劳累并保持愉悦的心情。柴归汤为小柴胡汤与当归芍药散合方，适合如下疾病谱：

①自身免疫性疾病：如强直性脊柱炎、未分化脊柱关节病、类风湿关节炎、成人Still's病、干燥综合征、系统性红斑狼疮、风湿性多肌痛、桥本病、免疫性肝病等。

②变态反应性疾病：如过敏性鼻炎、支气管哮喘、过敏性紫癜、过敏性皮炎、湿疹、荨麻疹、异位性皮炎、日光性皮炎等。

③神经内分泌失调等疾病：如黄褐斑、月经不调、痛经、闭经、不孕症、胚停流产、偏头痛、慢性疲劳综合征等。

（17）葛根汤体质：体格壮实，面色偏暗，皮肤粗糙，体毛偏重。身困沉重疲劳欲睡，咽部不红。恶寒喜热，易着凉，着凉后多肌肉酸痛，无汗发热。脉浮有力。以从事体力劳动或平素身体强壮的青壮年多见。

易患疾病谱：易感冒，易泄泻，好发颈腰疼痛不适疾病、头面五官病症及后背部皮肤病症，女性月经易后延不调。

（18）葛根芩连汤体质：体格壮实，四肢及后背肌肉发达，面有油光，唇舌暗红。易肌肉酸痛、周身困重，常有项背部不舒服。大便次数多而不成形。应酬多、压力大的中年及中老年男性。

易患疾病谱：颈椎病，代谢紊乱综合征与心脑血管疾病，如糖尿病、脂肪肝、高血压、冠心病、快速性心律失常、脑中风。

（19）麻杏石甘汤体质：身体状况较好，皮肤比较粗糙，颜面部常呈轻度浮肿貌。痰涕黏稠，口干口苦，汗出较少。小孩子多见到，易患咳喘性病症，如鼻炎、气管炎、支气管炎、肺炎、哮喘，往往伴有眼胞肿。

（20）五积散体质：形体胖壮，多面色黄暗，精神委靡，身体困重，恶寒不易出汗，皮肤多干燥粗糙，关节肌肉常有疼痛，常有食欲不振、恶心呕吐、腹胀腹痛，易头昏目眩，妇女多伴有月经不调、闭经等。

易患疾病谱：胃肠病症，神经－肌肉、关节疼痛类病症，肥胖，月经后延或闭经类疾病等。

（21）防风通圣散体质：形体胖壮，精力充沛，面有油光，结膜易充血，眉浓、发密、体毛重。较少出汗，食量大喜肉食，大便秘结。性格豪放而急躁，胆量大。腹部充实饱满，唇红或暗红，舌红或暗红，脉搏有力。全身皮肤干燥、粗糙，易生痤疮、毛囊炎，易出现瘙痒性红疹。

易患疾病谱：青少年易患变态反应疾病，如过敏性鼻炎、支气管哮喘、荨麻疹、湿疹、过敏性紫癜等。中老年人易患有高血压、高血脂、冠心病、糖尿病、习惯性便秘等疾病。女性则可见月经后延、闭经、肥胖，易患不孕症、多囊卵巢综合征等。

（22）三黄泻心汤体质：体格中等或以上，营养状态比较好，无明显虚弱表现，面部暗红，食欲较好，重点有出血倾向、心下痞闷和大便秘结。咽部多充血，唇色或舌质红或暗红，腹部充实有力。脉象滑数。体检血压、血脂、血液黏度常偏高。好发高血压、动脉硬化等心脑血管疾病以及出血性疾病。

（23）黄连解毒汤体质：体格较强壮，营养状况非常好。常有咽痛、鼻干、口气重，头面部的充血和精神的亢奋表现为传统的上火证。易有足癣及女性黄带。以青壮年和中老年多见。体检可见血压偏高、心率偏快、红细胞计数及血红蛋白量偏高。

（24）黄连阿胶汤体质：烦躁失眠，皮肤粗糙伴有脱屑，有出血倾向。舌质鲜红或伴舌体的糜烂、裂纹，舌面干而少津或呈花剥，脉多细数。易患出血性病症、干性脱屑瘙痒型皮肤病、干燥综合征以及焦虑失眠、快速性心律失常等病症。

（25）荆芥连翘汤体质：神忧易怒，体瘦唇红，手足发冷，脉象与腹肌偏紧张。该体质以四逆散体质基础的青年或中青年女性多见，头面五官特别是咽部、扁桃体及生殖道易反复出现炎性疾病。详见外科第30案（尿路感染）的"临证心得"。

（26）清热利湿汤体质：体格健、营养好，面有油光，五官黏膜多充血发红或暗红，易生足癣，常有渴感喜饮、身热困重、尿少质浑、大便黏滞欠畅，舌红苔偏黄。发病期间其排泌物常黄浊并有异味。易出现湿重的下半身病症，如泌尿系感染、下肢浮肿、妇人带下色黄、肠炎腹泻；也有热重在上半身的结膜炎、鼻窦炎、中耳炎、多汗症，以及渗出性皮肤瘙痒、关节炎等。

栀子柏皮汤为基本方，根据湿重、热重之异，针对不同疾病特点而有相对应的调治方药。与猪苓汤合方名清热利湿汤，另外还有与茵陈五苓散、茵陈蒿汤、大小柴胡汤等合方的可能。

（27）五苓散体质：形体不定，虚胖者多肌肉松软而易浮肿；实胖者肌肉充实而易腹泻；瘦者易头晕头痛、胃脘部有振水音，多伴有食欲不振、腹胀满。面色多黄或暗，垢腻不鲜。身体多困重疲乏，常有口渴而不欲饮，或饮温，或虽饮水而渴不解，甚者水入则吐。舌质多淡胖、边有齿痕，舌苔多薄白或白腻，甚者水滑；或舌体瘦而舌苔水滑。易出现浮肿，如面目虚浮或晨起肿，或下肢浮肿，甚者体腔内可有积液性病变。易小便不利，尿量少，大便稀而次数多。

易见病症：常有头晕、头痛、自汗以及神疲乏力等神经系统症状。多伴有痛风、高血脂、脂肪肝。

（28）当归芍药散体质：通常为中年或中老年女性，形体不瘦、臀髋偏大，肤色黄暗，脸黄常有斑、贫血浮肿貌，无口渴，下肢常有浮肿。常有头痛头晕、肩背肌肉僵紧感，大便不成形，下腹部易疼痛，白带偏多，易月经不调。舌质不红而偏厚胖，舌苔薄润。

易患疾病谱：妇科生殖系统慢性疾病、痛经、闭经、不孕症、月经不调，妊娠腹痛、胎位不正，黄褐斑，贫血及慢性肝病，自身免疫性疾病等。

（29）温胆汤体质与半夏厚朴汤体质：这两种体质状态均以敏感的半夏体质为基础，这类体质者营养状况较好，形体并不羸瘦而偏丰满的居多，肤色滋润或油腻，或黄暗。主诉繁多而阳性体征少，常在医院检查排除了器质性病变。叙述病情时滔滔不绝而无疲态，目光闪动并有肢体语言。平素情绪极不稳定，对外界刺激很敏感，情感丰富而变化起伏大，多愁善感而容易出现精神神经症状。如易于出现恶心感、咽部异物感、晨起有黏痰及头晕胸闷心悸等。舌苔偏腻。

①半夏厚朴汤体质：以自我感觉异常为特征，常表现在"口腔－舌头－咽部－胸部－上腹部"的异样不适感，其人精神神经类症状易表现为忧虑、抑郁。

易患疾病谱：表现在口、舌、咽、胸、上腹的不适病症、各部位的自主神经功能紊乱症。

②温胆汤体质：胆子小，易惊恐，多为中青年，自觉症状严重，多有恐高、晕车。精神神经类症状易表现为多疑、惊恐、头晕、失眠、多梦、尤其是多噩梦，可有幻觉。

易患疾病谱：创伤后应激障碍（PTSD）、恐惧症、失眠、神经症、高血压、冠心病、精神分裂症、癫痫、抽动症等。

（30）柴胡加龙骨牡蛎汤体质：形体中等或偏瘦，面色偏黄，精神抑郁，心理紧张，表情单一而淡漠，主诉以自觉症状为多，意欲低下而怕冷，大多伴有睡眠障碍，易胸闷、食欲不振，大便或便秘或腹泻，或有肌肉酸楚、关节疼痛。以中年和老年人为多。脉多弦紧，腹肌紧硬。

易患疾病谱：各种精神心理性疾病，自主神经功能紊乱症，大脑衰老或退化性病症。

临床常见的还有金匮肾气丸体质、大黄䗪虫丸体质、乌梅丸体质、通阳散体质、葛根芩连加大黄体质、三黄四逆汤体质、黄连上清丸体质等"方人"。

（七）"方人""药人"学说的几点说明及其意义

1. 体质的确定，是有效并且安全使用中药的基础。由于当前疾病谱的变化，中医的服务对象主要是慢性病患者，慢性病的治疗原以调整体质状态为主，服用药物的周期长，如果不针对体质用药，常常会出现许多副作用。所以"药人""方人"的提出，具有时代背景。

2. 以上列举的"药人"与"方人"，并非是对人类禀赋素质所作出的科学总结，不能包涵人类体质的全部，而仅仅是对临床多见的亚裔黄种人的体质类型所进行的一种技术性的不全归纳，其中经验成分很多。因此，它并不属于体质人类学的范畴，而是一种应用中药及其配方的临床技术，并且随着观察的进一步深入以及观察手段的完善，还有很大的发展空间。

3. "药人"与"方人"的辨识，可以使人更易于把握方证与药证，更容易从整体的角度看问题。换句话说，"方人""药人"的提出，与其说是经验的传授，倒不如说是思维方式的强调。从教学实践角度，讲"方人""药人"可以让学习者的思路发生转变。一方面，让学生从纷繁的理论中摆脱出来，转向朴实无华的临床技术；另一方面，让学生从"对病用药"和"对症状用药"的思路中解放出来，转向整体的用药思路。所以，"方人""药人"的提出是一种中医临床思维方式的技术调整。

4. 重视患者的体质特征，是古典中医学的基本思想。在仲景书中所载的一些患者的个体特征为张仲景的处方用药提供了十分重要的参照及依据。以上"药人"与"方人"多能从张仲景原著中找到影子，比如黄芪体质与"尊荣人"相似，桂枝体质与"失精家"相似，麻黄体质与"湿家"相似。

5. 作为处方用药的参照系，"药人""方人"学说具有一定的预测病情及指导选方用药的临床实用价值。但这种体质归纳经验性很强，包含了许多经典的训示以及前人的临床经验。所以，这个学说还不是十分成熟，需要不断改进和完善。

总之，黄师以临床事实为依托，摸索、总结并构建成富有特色的经方"药人""方人"学说，为广大年轻中医入门经方、提高临床疗效提供了一把金钥匙，使他们能更快、更好地步入临床大门，获取优良的临床疗效并树立起真正的中医自信。黄师在各地大批学生的成功实践就是最好的证明。

（八）"方人""药人"学说的优势

"方人""药人"学说是先生构建"经方医学体质学"这一学术体系的重要部分，方药的应用指征与证据除了人的病症部分以外，还有人的体质部分，而"药人""方人"的提出，凸显了药证、方证中人的体质部分，即患者在体型体貌、生理功能状态、精神状态、心理行为特征、好发症状、发病趋势及家族疾病谱系等方面的特征，"方人""药人"学说是药证与方证的延伸拓展，既能体现出药证、方证的客观性、整体性，又让临床辨识确认的证据形象化、直观化。

疾病在器质性病变的形成过程中都需要一定时间的积累，在这个形成过程中，通常先有自发的代偿，到一定的阶段该病变才能被发现。从这个角度来看，现代医学是"等待医学"，通常需要等待身体的病变符合疾病的确诊才予以干预治疗。现代医学中有一个"共同土壤学说"，该学说指出，冠心病、糖尿病、代谢紊乱综合征等共患疾病都源于一个共同的致病基础——胰岛素抵抗，它是引发这些共患疾病的根本原因，是导致这些共患疾病的"共同土壤"。同理，大柴胡汤体质者的体质偏性就是该体质易患疾病的共同土壤。在临床上恰当运用"方人""药人"学说便可以比较准确地把握体质和疾病的因果关系，测知患者的既往疾病和将来可能罹患的疾病。也就是说具有某种体质的人，容易患何种疾病是有一定规律的，掌握各种体质特征的发病规律，便可以有效地预防和及时地治疗疾病。

"方人""药人"学说既是用药安全的保证，又具备了治未病的基础。这一学说重在以人的基因禀赋、疾病过程、身心环境、饮食生活、精神心理等共同影响形成的独特体质状态作为治疗的目标，而非只是治疗疾病的症状。所以，这一学说对于疾病的早诊断、早治疗、早预防是一以贯之的，具有重要的三级预防价值和现实临床意义。所以，经方医学展现的是"未病医学"。

Ⅲ 临证特色

黄师以崭新的视角、理性的方法与逻辑的论证，创造性地提出了以"方一人一病"方证三角诊疗模式与经方体质学说，并在方证的规范化、客观化研究领域作出了有益的尝试。其学术思想和临床经验主要集中在方证、药证规范化研究、经方医学体质学说研究和现代难治病症经方临床研究三个方面。而其临证特色即为合参四诊，重视实证。

对病情资料的详尽收集是准确处方用药的前提。然而，中医的诊疗存在着一定的经验性、模糊性及主观性。黄师常说："学问未必都是看得见摸得着的，但真学问必定从看得见摸得着的地方开始。"经方医学研究方药与疾病和体质三者之间的关系，尊崇方证相应，其研究对象是客观的病、活生生的人，故强调客观指征的把握是提高经方疗效的关键。

一、首重望形神

黄师强调四诊合参，注重望诊，对于部分较典型的"药人""方人"，常常进入诊室未及问诊，大致就晓得该用何类方药，接下来的诊察常常是围绕着方证的鉴别而进行。

在望诊中尤擅望形神，形神兼顾了患者的体型体貌特征，包括了精神心理、姿势动态、脸型表情、营养状况、骨骼肌肉、肤色纹理等，对体质的判定、病情的把握及方药的选择有直接联系。患者推门进来的步态动作、交谈神态、面部表情、眼神精气、说话的声音和用词及语速常成为识别方证的依据。

望而知之谓之神，望神最难。这种能力，是一种直觉思维，是一种瞬间感觉。而这种感觉的出现，不仅需要医生多年的社会经验和阅历为基础，还需要安静和谐的就诊环境，更需要医生良好的身心状态。这些都是准确快捷地通过望诊识人辨体、发现方证的前提保证。

形神诊中，一般望诊如精神、脸色、眼袋、脸斑、痤疮、胡须等信息外，先生将"方人""药人"在体型体貌、脸型表情、精神状态、心理行为特征等方面的形象特征诊断发挥得淋漓尽致。如颜面部及其表情的"浆糊脸""柴胡脸""柴胡加龙骨牡蛎汤表情""柴胡眼""半夏眼""麻黄眉""麻黄发""温胆汤的惊恐面容""除烦汤眉头""黄连唇""黄芩唇""温经汤唇""苓桂丸脸""大柴胡脸""四逆散脸"等，再如形体部的"葛根背""蝴蝶袖""温经汤手""大柴胡汤体质的红苹果体型""五积散体质的大土豆体型""当归芍药散体质的大黄梨体型"等。

二、重视舌咽诊

黄师继承并善用朱莘农先生的咽诊之法，此法具有形象直观而客观可靠的优点，故被广泛应用在临床中。黄师在舌诊时对一些诊断价值较大的舌象进行了总结，创造性地将舌象与方药联系在一起。举例如下：

1. **桂枝舌** 舌质淡红或暗淡，舌体较柔软，舌面湿润，舌苔薄白。为桂枝体质者常见的舌象。在大剂量使用桂枝或肉桂时，一般宜见此种舌象。如舌红而坚老者，或舌苔厚腻焦黄者，或舌质红绛无苔者，则桂枝一般不宜使用。

2. **茯苓舌** 舌体多胖大，边有齿痕，舌面较湿润。如舌有齿痕，舌体胖大伴有浮肿、腹泻者多为苓桂剂之证；舌体瘦小而有齿痕，伴有腹胀、失眠、咽喉异物感者，多为苓半剂之证。

3. **半夏舌** 舌质无明显异常或边见齿痕，舌苔多腻，或滑苔黏腻，或舌边有两条由细小唾液泡沫堆积而成的白线（又称"半夏线"）。

4. **人参舌** 舌面多干燥且伴有渴感，其舌苔多见光剥，舌体多瘦小而红嫩。其人多瘦。

5. **大黄舌** 口燥舌黄，舌质坚老而红，甚或舌面起红刺，舌苔黄，或见焦黄。黄师诊察急危重症时必定望舌，即便体质瘦弱，但只要"大黄舌"在，并有腹诊支持，则大黄成为重要的药物。

6. **黄连舌** 舌质坚老，舌色红或暗红；舌苔黄厚腻而口苦。

7. **细辛舌** 舌质淡红，舌苔白滑，上罩一层稀滑黏液。其人多恶寒而不渴。

8.干姜舌　舌苔白厚或腻，或白滑，舌若罩一层黏液。其人多涎唾而不渴。

三、重视脉诊

黄师反对将脉诊盲目夸大或神秘玄化，主张实事求是地客观看待脉诊在临床中的诊察意义。并将脉象分为生理脉、心理脉和病理脉三类。

心理脉是指敏感之人或正常人情绪波动后的脉搏表现，如细、弦、滑、数、涩等脉象，患者主诉多而器质性病变少。半夏体质、柴胡体质者多见。

病理脉是指具有普遍病理诊断意义的脉象。黄师对一些诊断价值较大的脉象进行了总结，创造性地将脉象与方药联系在一起。例如：

1.桂枝脉　以虚缓脉为多见。虚指脉无力，缓指脉率较慢。"桂枝脉"的出现与桂枝体质关系密切，还与疲劳、受凉及精神刺激等有关。

2.附子脉　多为沉微脉，指脉形极细、极微，按之如游丝，似有若无；或脉沉伏不出，重按至骨方得，或突然变成芤脉。这种脉多见于大汗、大吐、大泻、大出血或者极度疲劳、寒冷刺激之后，体质相当虚弱的状态，也可见于久病折磨及年高体弱者。

3. 龙骨脉 系芤脉，指脉搏浮大而空，轻按即得，重按则无。大出血、大汗出或大惊大恐后可见此脉。

4. 人参脉 脉象沉伏而微弱。瘦人之脉本应浮大，而反见沉伏微弱者，是使用人参的可靠指征。

5. 大黄脉 滑实之脉。滑，即脉来圆滑流利，通常脉搏偏快；实，指脉搏有力。先生临证使用黄连、黄芩、生石膏等药物时也多参考"大黄脉"。

以上"桂枝舌""桂枝脉"常成为桂枝体质判定和临证使用桂枝类方治疗的客观参考依据。另外，黄师在使用大剂量麻黄时强调脉来浮紧有力，此时患者心肺储备功能较好。

黄师还指出，中国的脉诊已经成为中医的象征和旗帜，患者对脉诊寄予了极高的期望，在医生诊脉凝神思考的过程中，不自觉地消除了患者的紧张情绪，拉近了双方的心理距离。这种亲切接触形式，有利于增强患者对医生的信任和战胜病痛的信心。所以，认真仔细的脉诊对于一个中医医师而言，是非常有必要的。

四、重视腹诊

腹诊是诊察患者胸腹部的征象，结合其他诊察信息，来判断疾病内在病理变化，从而指导临床选方用药的方法。中医腹诊，源远流长，以《内经》《难经》为代表的"医经学派"

重视诊察胸腹间动气，将腹部分区与脏腑相配。"经方学派"腹诊由仲景集大成。然而由于封建伦理的束缚，这一重要的诊察技术在我国没有受到足够重视和运用。腹诊还流传到日本、韩国，尤其为日本汉方医所重视而得到了一些发展。黄师继承了仲景腹诊技术，结合经方临床实践拓展经方医学的腹诊，将这一简洁客观、重复性强、可靠性高的诊察手段作为处方用药的重要依据。

腹诊的内容包括腹部形态、腹部皮肤及血管、腹壁脂肪、腹部肌肉及综合表现的腹力和腹部各处的按压反应。腹力包括腹肌的弹力、厚度、加压的抵抗感、皮下脂肪等综合情况，是反映虚实的重要指征。

黄师腹诊将腹部按九分法划分，常采取坐位或站立位，可以估测体内某些病理改变，对于确定和鉴别一些方证有极其重要的价值。黄师创造性地将腹诊的客观体征与方药紧密联系起来，现简介如下：

1. **心下痞** 心下部自觉有阻塞、憋闷感，通常疼痛不明显。以泻心汤类方证多见。

2. **心下痞满** 心下部憋闷、胀满感较明显，持续存在或间断出现，按压无疼痛及抵抗感。有气胀、痰阻、瘀血等病理形成的可能，如心下部有振水音者为水饮证。

3. **人参腹** 形瘦肤枯，肌肉萎缩，上腹部扁平而硬，腹壁较薄、按之无底力，为人参体质状态者的腹证。

4. **大柴胡汤腹（按之心下满痛）** 按压上腹部有比较明显的疼痛和抵抗感，重者拒按，轻者可出现嗳气。常伴有胁下按压不适。

5. **心下软** 心下部软而无抵抗，多见于虚证患者。

6. **栀子腹** 中指或中指、食指并拢贴紧剑突下用力向胸腔内方向冲击性戳动 1～2 次，患者面露不适、表情紧张，且医者可感受到抵抗明显，为栀子证。

7. **心下振水音** 胃下垂、胃扩张、胃壁松弛者，医生轻叩其腹部能听到胃内的水液振动或流动的声音。为胃内蓄水的腹证。

8. **胸胁苦满** 患者胸胁部有较明显的胀闷感，医者沿肋弓下端向胸腔内按压有抵抗感和患者诉说胀痛不适，为柴胡类方的腹证特点。如果右侧肋下按压疼痛，类同西医的墨菲征阳性，常见于胆囊炎、胆石症。

9. **柴胡加龙骨牡蛎汤腹** 上腹部腹肌偏紧，两胸胁下轻触即可感觉，用力按压则腹肌快速收缩抵抗，并有不适或疼痛感。黄师将该腹形容为"豹腹"，胸胁下腹肌呈高度紧张、硬实有力感。

10. **桂枝腹** 腹部肌肉不发达，腹壁多较瘦薄，腹部扁平，腹直肌挛急，按之有绷紧感，重按有空虚感，如纸糊灯笼，或如按鼓皮。又称为"灯笼腹"。

11. 黄芪腹　腹部按之松软如棉，没有弹性，按之无不适及抵抗，甚者如棉花枕头，为黄芪体质者的典型腹。

12. 防风通圣散腹　腹部饱满，腹壁脂肪厚且腹肌有力，以脐为中心膨满，按之充实有抵抗感。该腹在日本汉方医称为"太鼓腹"。

13. 八味肾气丸腹　下腹部松弛、按压松软。可伴有小腹发冷、小便无力，或脐部以下的小腹突然变小。为少腹不仁的表现。

14. 甘姜苓术汤腹　多见于老年妇女，下腹部松弛、按压松软，可伴有腰腹及腿部发冷。亦为少腹不仁的表现。

15. 瘀血类腹　下腹部饱满紧实，腹肌偏紧张，按压不适和疼痛通常较明显，或还可摸到硬块、条索状物（但要排除粪块），均为瘀血证的腹证。如下瘀血汤证常在腹下区，大黄牡丹皮汤证常在右髂区，桃核承气汤证可在腹下区、左或右髂区，桂枝茯苓丸证可在左或右髂区。

16. 心下悸、脐下悸　是腹主动脉搏动的腹部动悸，患者能明显感觉到或被诊者触及，多为大虚之证。脐下悸多见于肉桂证，而脐上悸多伴见精神不安为龙骨证。

小腹拘急、少腹不仁和脐下悸均为先生用桂的腹证。此外，脐下体毛、腹部皮肤血管的异常等亦为腹诊的重要诊察信息。

五、重视腿诊

在门诊中为了能便捷、准确地辨识体质类型以及查找客观、可靠的方药依据，黄师除了重视形体诊、精气诊、心神诊、舌咽诊、腹诊之外，还创用腿足诊（简称腿诊）。通过诊察患者小腿及足部的肤色、光泽、弹性、温度、湿度、血管形态、体毛、肌肉松紧弹性以及肥瘦肿胀等情况来了解局部和反映整体的病理信息，这一具有方药诊断价值的腿诊特征即为腿证。黄师通过多年的观察研究，总结出一些实实在在的腿诊经验，并将其作为一项临床实用技术来参与方证体系的构建、指导经方的临床应用。常见腿诊简介如下：

1. **腿部皮肤的润糙** 皮肤干燥甚者脱屑者，重者皮肤甲错如鱼鳞。除反映血瘀外，形萎色黄者多虚。瘀者如桂枝茯苓丸、桃核承气汤、四味健步汤、大黄䗪虫丸等方证；虚者如温经汤、炙甘草汤等方证。

2. **腿部皮肤的颜色** 肤色白皙者多见于两种类型，一是桂枝体质者，一是伏热体质者。温经汤体质者可见到肤皮薄而欠润。而腿部肤色偏于黄暗的，则多见于麻黄体质、当归体质等。

3. **腿部皮下浅静脉的隐显** 桂枝体质者腿部肤白皮薄，浅表静脉较显见而不凸起。不论何种体质者，腿部浅静脉明显，为用桂的指征。静脉曲张不单提示瘀血，内热与水湿内停也常错杂。与舌底静脉充盈曲张其意相类。

4.**腿部毛发的浓淡** 腿部毛发多、浓密、长，多见于麻黄体质者。也可见于瘀血症。

5.**腿部肌肉的丰萎** 腿部肌肉丰厚、粗壮有力者，如见皮肤粗糙、腿毛多者常为麻黄体质；如兼体壮、脸红或带油光的，则多为火热体质。而腿部肌肉虽然丰腴但比较柔软，缺乏弹性及光泽，易于浮肿的，提示为水肿的黄芪证、白术证、附子证，就要考虑黄芪桂枝五物汤、防己黄芪汤、五苓散、真武汤等。五积散体质与当归芍药散体质的腿偏粗，但肤色萎黄，或有浮肿等。

小腿细而肌肉萎缩，多为营养状况较差，如人参体质的炙甘草汤证、薯蓣丸证等。

6.**腿足部浮肿与否** 单侧腿足肿胀多为瘀血。双下肢浮肿有多种情况，除上述方证外，还有牡蛎泽泻散、八味肾气丸、猪苓汤、桂枝茯苓丸等方证。

7.**足部症状** 足跟部干裂有"枯"与"瘀"为代表的温经汤证和桂枝茯苓丸证；有足癣的年轻人，多为湿热体质，常为栀子柏皮汤证及荆芥连翘汤体质者；冻疮者常提示当归四逆汤、桂枝茯苓丸、附子剂等方药的应用。

8.**腿部的感觉** 患者腿部的自我感觉，也是腿诊的一项重要内容，比如下肢的抽筋、疼痛、麻木、间歇性跛行、冷感等，多为芍药证、附子证、桂枝茯苓丸证、四逆散体质等。左右半边肢体温度差异常者为柴胡体质、桂枝体质或两者兼夹体质，而下肢冷而上体热，多为桂枝证，临床不乏下半身供血不足的桂枝茯苓丸加牛膝证。

值得注意的是，所有的临床信息都可能与体质方证的判断、选用有一定关系。任何单一的诊察手段都只是为处方用药提供方向性的提示，这样分段论述也仅是为了解说方便。以上各种诊察方法，在实际的运用中并不是孤立的，必须要结合四诊合参，全面了解病情后才能更准确地判定方证，从而获得满意的疗效。